Séverine Leborgne

Sclérose en plaques : prise en charge et importance de la vitamine D

AF011270

Séverine Leborgne

Sclérose en plaques : prise en charge et importance de la vitamine D

Un regard sur cette pathologie complexe

Presses Académiques Francophones

Impressum / Mentions légales
Bibliografische Information der Deutschen Nationalbibliothek: Die Deutsche Nationalbibliothek verzeichnet diese Publikation in der Deutschen Nationalbibliografie; detaillierte bibliografische Daten sind im Internet über http://dnb.d-nb.de abrufbar.
Alle in diesem Buch genannten Marken und Produktnamen unterliegen warenzeichen-, marken- oder patentrechtlichem Schutz bzw. sind Warenzeichen oder eingetragene Warenzeichen der jeweiligen Inhaber. Die Wiedergabe von Marken, Produktnamen, Gebrauchsnamen, Handelsnamen, Warenbezeichnungen u.s.w. in diesem Werk berechtigt auch ohne besondere Kennzeichnung nicht zu der Annahme, dass solche Namen im Sinne der Warenzeichen- und Markenschutzgesetzgebung als frei zu betrachten wären und daher von jedermann benutzt werden dürften.

Information bibliographique publiée par la Deutsche Nationalbibliothek: La Deutsche Nationalbibliothek inscrit cette publication à la Deutsche Nationalbibliografie; des données bibliographiques détaillées sont disponibles sur internet à l'adresse http://dnb.d-nb.de.
Toutes marques et noms de produits mentionnés dans ce livre demeurent sous la protection des marques, des marques déposées et des brevets, et sont des marques ou des marques déposées de leurs détenteurs respectifs. L'utilisation des marques, noms de produits, noms communs, noms commerciaux, descriptions de produits, etc, même sans qu'ils soient mentionnés de façon particulière dans ce livre ne signifie en aucune façon que ces noms peuvent être utilisés sans restriction à l'égard de la législation pour la protection des marques et des marques déposées et pourraient donc être utilisés par quiconque.

Coverbild / Photo de couverture: www.ingimage.com

Verlag / Editeur:
Presses Académiques Francophones
ist ein Imprint der / est une marque déposée de
OmniScriptum GmbH & Co. KG
Heinrich-Böcking-Str. 6-8, 66121 Saarbrücken, Deutschland / Allemagne
Email: info@presses-academiques.com

Herstellung: siehe letzte Seite /
Impression: voir la dernière page
ISBN: 978-3-8416-2503-8

Copyright / Droit d'auteur © 2013 OmniScriptum GmbH & Co. KG
Alle Rechte vorbehalten. / Tous droits réservés. Saarbrücken 2013

Université de Lille 2
Année Universitaire 2012/2013

Faculté des Sciences Pharmaceutiques
et Biologiques de Lille

THESE
POUR LE DIPLOME D'ETAT
DE DOCTEUR EN PHARMACIE

Soutenue publiquement le 19 décembre 2012
Par Séverine Leborgne

_____

LA SCLEROSE EN PLAQUES :
PRISE EN CHARGE ET IMPORTANCE DE LA VITAMINE D

_____

Membres du jury :

Président : Mr. Lemdani Mohamed, Professeur de statistiques à la faculté de pharmacie de Lille

Assesseur(s) : Mme. Roger Nadine, Professeur d'immunologie à la faculté de pharmacie de Lille

Membre(s) extérieur(s) : Pr. Vermersch Patrick, Neurologue à l'hôpital Roger Salengro de Lille

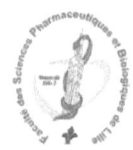

**Faculté des Sciences Pharmaceutiques
et Biologiques de Lille**

3, rue du Professeur Laguesse - B.P. 83 - 59006 LILLE CEDEX
☎ 03.20.96.40.40 - 📠 : 03.20.96.43.64
http://pharmacie.univ-lille2.fr

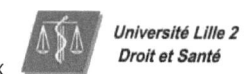

*Université Lille 2
Droit et Santé*

Université Lille 2 – Droit et Santé

Président : Professeur Xavier VANDENDRIESSCHE
Vice- présidents : Professeur Alain DUROCHER
Professeur Régis BORDET
Professeur Patrick PELAYO
Professeur Frédéric LOBEZ
Professeur Monique CAPRON
Professeur Salem KACET
Madame Stéphanie DAMAREY
Monsieur Pierre RAVAUX
Monsieur Larbi AIT-HENNANI
Monsieur Edouard DANJOU

Directeur Général des Services : Monsieur Pierre-Marie ROBERT

Faculté des Sciences Pharmaceutiques et Biologiques

Doyen : Professeur Luc DUBREUIL
Vice-Doyen, 1er assesseur : Professeur Damien CUNY
Assesseurs : Mme Nadine ROGER
Professeur Philippe CHAVATTE
Chef des services administratifs : Monsieur André GENY

Liste des Professeurs des Universités :

Civ.	NOM	Prénom	Laboratoire
M.	ALIOUAT	El Moukhtar	Parasitologie
Mme	AZAROUAL	Nathalie	Physique
M.	BAILLEUL	François	Pharmacognosie
M.	BERTHELOT	Pascal	Chimie Thérapeutique 1
M.	CAZIN	Jean-Louis	Pharmacologie – Pharmacie clinique

Civ.	NOM	Prénom	Laboratoire
M.	CHAVATTE	Philippe	Chimie Thérapeutique 2
M.	COURTECUISSE	Régis	Sciences végétales et fongiques
M.	CUNY	Damien	Sciences végétales et fongiques
Mme	DELBAERE	Stéphanie	Physique
M.	DEPREZ	Benoît	Chimie Générale
Mme	DEPREZ	Rebecca	Chimie Générale
M.	DUPONT	Frédéric	Sciences végétales et fongiques
M.	DURIEZ	Patrick	Physiologie
M.	GARÇON	Guillaume	Toxicologie
Mlle	GAYOT	Anne	Pharmacotechnie Industrielle
M.	GESQUIERE	Jean-Claude	Chimie Organique
M.	GOOSSENS	Jean François	Chimie Analytique
Mme	GRAS	Hélène	Chimie Thérapeutique 3
M.	LEMDANI	Mohamed	Biomathématiques
Mme	LESTAVEL	Sophie	Biologie Cellulaire
M.	LUC	Gerald	Physiologie
Mme	MELNYK	Patricia	Chimie thérapeutique 2
Mme	MUHR – TAILLEUX	Anne	Biochimie
Mme	PAUMELLE-LESTRELIN	Réjane	Biologie Cellulaire
Mme	PERROY – MAILLOLS	Anne Catherine	Droit et déontologie pharmaceutique
Mlle	ROMOND	Marie Bénédicte	Bactériologie
Mme	SAHPAZ	Sevser	Pharmacognosie
M.	SIEPMANN	Juergen	Pharmacotechnie Industrielle
M.	STAELS	Bart	Biologie Cellulaire
M	TARTAR	André	Chimie Organique
M.	VACCHER	Claude	Chimie Analytique
M.	MILLET	Régis	Chimie Thérapeutique (ICPAL)

Liste des Professeurs des Universités - Praticiens Hospitaliers

Civ.	NOM	Prénom	Laboratoire
M.	BROUSSEAU	Thierry	Biochimie
M.	BRUNET	Claude	Pharmacologie
Mme	CAPRON	Monique	Immunologie
M.	DECAUDIN	Bertrand	Pharmacie Galénique
M.	DINE	Thierry	Pharmacie clinique
M.	DUBREUIL	Luc	Bactériologie
M.	DUTHILLEUL	Patrick	Hématologie
M.	GRESSIER	Bernard	Pharmacologie

Civ.	NOM	Prénom	Laboratoire
M.	LUYCKX	Michel	Pharmacie clinique
M.	ODOU	Pascal	Pharmacie Galénique
M.	DEPREUX	Patrick	Chimie Organique (ICPAL)

Liste des Maitres de Conférences

Civ.	NOM	Prénom	Laboratoire
Mme	AGOURIDAS	Laurence	Chimie thérapeutique 2
Mme	ALIOUAT	Cécile Marie	Parasitologie
Mme	AUMERCIER	Pierrette	Biochimie
Mme	BANTUBUNGI	Kadiombo	Biologie cellulaire
Mme	BARTHELEMY	Christine	Pharmacie Galénique
M.	BEGHYN	Terence	Chimie Thérapeutique 3
Mme	BEHRA	Josette	Bactériologie
M.	BERTHET	Jérôme	Physique
M.	BERTIN	Benjamin	Immunologie
M.	BLANCHEMAIN	Nicolas	Pharmacotechnie industrielle
M.	BOCHU	Christophe	Physique
M.	BRIAND	Olivier	Biochimie
Mme	CACHERA	Claude	Biochimie
M.	CARATO	Pascal	Chimie Thérapeutique 2
M.	CARNOY	Christophe	Immunologie
Mme	CARON	Sandrine	Biologie cellulaire
Mlle	CHABÉ	Magali	Parasitologie
Mlle	CHARTON	Julie	Chimie Organique
M	CHEVALIER	Dany	Toxicologie
M.	COCHELARD	Dominique	Biomathématiques
Mme	DANEL	Cécile	Chimie Analytique
Mme	DEMANCHE	Christine	Parasitologie
Mlle	DEMARQUILLY	Catherine	Biomathématiques
Melle	DUMONT	Julie	Biologie cellulaire
M.	FARCE	Amaury	Chimie Thérapeutique 2
Mlle	FLIPO	Marion	Chimie Organique
Mme	FOULON	Catherine	Chimie Analytique
Melle	GARAT	Anne	Toxicologie
M.	GELEZ	Philippe	Biomathématiques
M.	GERVOIS	Philippe	Biochimie
Mme	GRAVE	Béatrice	Toxicologie
Mme	GROSS	Barbara	Biochimie
Mme	HANNOTHIAUX	Marie-Hélène	Toxicologie

Mme	HELLEBOID	Audrey	Physiologie
M.	HENNEBELLE	Thierry	Pharmacognosie
M.	HERMANN	Emmanuel	Immunologie
M.	KAMBIA	Kpakpaga Nicolas	Pharmacologie
M.	KARROUT	Youness	Pharmacotechnie Industrielle
Mlle	LALLOYER	Fanny	Biochimie
M.	LEBEGUE	Nicolas	Chimie thérapeutique 1
Mlle	LEONHARD	Julie	Droit et déontologie pharmaceutique
Mme	LIPKA	Emmanuelle	Chimie Analytique
Mme	LORIN-LECOEUR	Marie	Chimie Analytique
Mme	MARTIN	Françoise	Physiologie
M.	MOREAU	Pierre Arthur	Sciences végétales et fongiques
M.	MOUTON	Nicolas	Physique
Mme	MUSCHERT	Susanne	Pharmacotechnie industrielle
Mme	NEUT	Christel	Bactériologie
Mme	PINÇON	Claire	Biomathématiques
M.	PIVA	Frank	Biochimie
Melle	PLATEL	Anne	Toxicologie
M.	RAVAUX	Pierre	Biomathématiques
Mme	RIVIERE	Céline	Pharmacognosie
Mme	ROGER	Nadine	Immunologie
M.	ROUMY	Vincent	Pharmacognosie
M.	SERGHERAERT	Eric	Droit et déontologie pharmaceutique
Mme	SIEPMANN	Florence	Pharmacotechnie Industrielle
Mlle	SINGER	Elisabeth	Bactériologie
Mme	STANDAERT	Annie	Parasitologie
M.	TAGZIRT	Madjid	Hématologie
Mme	THUILLIER	Pascale	Hématologie
Mme	VANHOUTTE	Geneviève	Biochimie
M.	WELTI	Stéphane	Sciences végétales et fongiques
M.	WILLAND	Nicolas	Chimie organique
M.	YOUS	Saïd	Chimie Thérapeutique 1
M.	FURMAN	Christophe	Pharmacobiochimie (ICPAL)
Mme	GOOSSENS	Laurence	Chimie Organique (ICPAL)

Liste des Maitres de Conférences - Praticiens Hospitaliers

Civ.	NOM	Prénom	Laboratoire
Mme	ALLORGE	Delphine	Toxicologie
Mme	BALDUYCK	Malika	Biochimie
Mme	GOFFARD	Anne	Bactériologie
M.	LANNOY	Damien	Pharmacie Galénique
Mme	ODOU	Marie Françoise	Bactériologie

Professeurs Agrégés

Civ.	NOM	Prénom	Laboratoire
Mme	MAYES	Martine	Anglais
M.	MORGENROTH	Thomas	Droit et déontologie pharmaceutique

Professeurs Certifiés

Civ.	NOM	Prénom	Laboratoire
M.	HUGES	Dominique	Anglais
Mlle	FAUQUANT	Soline	Anglais
M.	OSTYN	Gaël	Anglais

Professeurs Associé - mi-temps

Civ.	NOM	Prénom	Laboratoire
M.	ABADIE	Eric	Droit et déontologie pharmaceutique

Maîtres de Conférences ASSOCIES - mi-temps

Civ.	NOM	Prénom	Laboratoire
Mme	BERTOUX	Elisabeth	Pharmacie Clinique - Biomathématiques
M.	BRICOTEAU	Didier	Biomathématiques
M.	FIEVET	Pierre	Information Médicale
M.	FRIMAT	Bruno	Pharmacie Clinique
M.	MASCAUT	Daniel	Pharmacie Clinique
M.	WATRELOS	Michel	Droit et déontologie pharmaceutique
M.	ZANETTI	Sébastien	Biomathématiques

AHU

Civ.	NOM	Prénom	Laboratoire
M.	SIMON	Nicolas	Pharmacie Galénique

Remerciements :

A Monsieur Mohamed Lemdani,

Pour m'avoir fait l'honneur de présider ce jury et pour la qualité de votre enseignement durant ces années d'études.

A Madame Nadine Roger,

Pour m'avoir fait l'honneur d'encadrer la réalisation de cette thèse, pour vos précieux conseils, votre disponibilité et votre confiance quant à ce travail. Je vous remercie également pour votre enseignement tout au long de mon parcours universitaire.

A Monsieur Patrick Vermersch,

Pour m'avoir accueillie en stage, pour me faire l'honneur de participer à ce jury de thèse, et de porter aujourd'hui un regard d'expert sur ce travail.

A mes parents et à ma sœur,

Pour m'avoir permis de réaliser ces études, pour votre patience et votre soutien.

A Jonathan,

Pour ton soutien et ta patience tout au long de ces études.

A mes deux grands-mères, parties trop tôt.

Table des matières

INTRODUCTION 12
Partie 1 : La sclérose en plaques 14
I. Epidémiologie 15
II. Physiopathologie 16
    1. Les neurones 16
    2. Les cellules gliales 17
    3. La réponse immunitaire innée 18
    4. La réponse immunitaire adaptative 19
        a. Le Complexe Majeur d'Histocompatiblité 20
        b. Les lymphocytes T 22
        c. Le lymphocyte B 24
    5. Ce qu'il se passe dans la SEP 25
        a. L'encéphalomyélite expérimentale auto-immune (=EAE) 25
        b. Notion d'auto-antigène 26
        c. Activation du système immunitaire au niveau périphérique 27
        d. Attraction des cellules immunitaires activées par les cellules endothéliales 28
        e. Adhésion à la BHE 28
        f. Traversée de la BHE 29
        g. Réactivation du système immunitaire au niveau du système nerveux central. .. 29
III. Conséquences cliniques 32
    1. Différentes formes cliniques 32
    2. Les poussées 33
    3. Les rémissions 33
    4. Les symptômes 34
IV. Etiologies 37
    1. Le terrain génétique 37
    2. Les facteurs environnementaux 38
        a. La géographie 38
        b. Les infections virales 38
        c. Le tabac 39
V. Diagnostic 39
    1. Interrogatoire 39
    2. Examen clinique 39
    3. IRM cérébrale et médullaire 40

4. La ponction lombaire	44
5. Mesure des potentiels évoqués visuels (=PEV)	45
6. Bilan biologique et une recherche d'une dysimmunité	45
VI. Les traitements	46
1. Prise en charge thérapeutique des poussées	46
2. Les traitements de fonds	47
a. Prise en charge thérapeutique après un syndrome démyélinisant cliniquement isolé	47
b. Prise en charge thérapeutique des formes rémittentes	51
3. Prise en charge des symptômes	75
a. Les troubles urinaires	75
b. Les troubles intestinaux	76
c. Les troubles de la déglutition	76
d. La fatigue	76
e. La spasticité	78
f. Les troubles sexuels	81
4. Les médecines non conventionnelles	81
a. Les suppléments diététiques	81
b. L'homéopathie	82
c. Le cannabis	83
Partie 2 : La vitamine D	85
I. Métabolisme	86
II. Concentrations sériques en vitamine D	89
III. Rôles de la vitamine D	92
1. Vitamine D et métabolisme phosphocalcique	92
2. Vitamine D et système immunitaire :	92
a. Action de la vitamine D sur les cellules présentatrices d'antigènes	93
b. Action sur les lymphocytes	93
c. Action sur les cellules NK	94
d. Action sur les cellules NKT	94
3. Vitamine D et microenvironnement tumoral	95
IV. Vitamine D et sclérose en plaques	95
1. La répartition géographique de la SEP	96
2. Le cas des migrations	96
3. Vitamine D et grossesse	97
4. VDRE et HLA-DRB1*1501	97

5.	Vitamine D et activité de la SEP	98
	a. Vitamine D et EAE	98
	b. Etude, in vitro, de l'action du calcitriol sur des lymphocytes extraits du sang de patients atteints de SEP	98
	c. Résultats cliniques et radiologiques de l'influence de la vitamine D chez des patients atteint de SEP	101
	d. Influence de la vitamine D dans la prévention de la SEP	107
V.	Quelle suplémentation ?	107
VI.	Effets indésirables de la vitamine D	112
VII.	Etude statistique	113
VIII.	La vitamine D : différentes spécialités	123
1.	Dans l'échantillon français :	123
2.	Dans l'échantillon belge :	124
IX.	Conclusion	125
Partie 3 : Le rôle du pharmacien		126
CONCLUSION		132
BIBLIOGRAPHIE		133

INTRODUCTION

Des cas de sclérose en plaques se sont présentés tout au long de notre histoire.
Les documents les plus anciens de troubles cliniques pouvant correspondre à la sclérose en plaques datent de 1421 mais il faudra attendre 1868 pour que le Docteur Jean Martin Charcot, neurologue français, fasse une description claire et précise des lésions observées. Il établit pour la première fois, le lien entre les signes cliniques et l'atteinte du système nerveux, conférant ainsi à la maladie sa véritable identité.

Dans une publication scientifique américaine de 1992, on peut lire : « La sclérose en plaques est la maladie neurologique la plus fréquente chez le jeune adulte. La cause est inconnue, l'évolution variable, le diagnostic problématique, le pronostic imprévisible et il n'existe aucun traitement efficace ».

Aujourd'hui, la recherche sur la SEP est très active et la compréhension des mécanismes de la maladie progresse.

Dans le domaine de l'avancée médicale, l'IRM permet un diagnostic plus précoce de la maladie.
Grâce à l'avancée des recherches dans le domaine de l'immunologie, nous avons une meilleure compréhension de notre système immunitaire. Cela permet aux scientifiques d'identifier de nouvelles cibles thérapeutiques. Toutes les thérapies ont, en effet, été développées en fonction de leur capacité à modifier les réponses immunitaires.
Bien que ces traitements n'apportent certainement pas toutes les réponses, leur réussite à réduire le nombre de poussées ainsi que l'évolution de la maladie s'améliore.
Les modes d'administration de ces médicaments évoluent également. En effet, toutes les thérapies utilisaient la voie intra-veineuse pour accomplir leur action. Désormais, un médicament par voie orale est arrivé sur le marché : le Gilenya®.

Même si l'origine de la sclérose en plaques reste encore inconnue, de nombreuses hypothèses sont émises quant à l'implication de facteurs environnementaux comme un déficit en vitamine D.
La vitamine D joue un rôle dans la régulation de notre système immunitaire, il est donc intéressant d'étudier l'implication d'une hypovitaminose D dans une pathologie auto-immune comme la sclérose en plaques.
Une supplémentation régulière en vitamine D, associée aux thérapies existantes, permettrait-elle une réduction du nombre de poussées ?

Permettrait-elle une diminution du nombre de lésion IRM ? Et permettrait-elle également un ralentissement de la progression du handicap ?

Une supplémentation régulière, chez les personnes naïves de la pathologie, aurait-elle un rôle protecteur ?

Ce travail s'intéresse particulièrement aux différentes études internationales menées sur cette vitamine. Ce travail comprend également une étude comparative de l'utilisation de la vitamine D dans la thérapeutique de patients atteints de sclérose en plaques en France et en Belgique.

Partie 1 :

La sclérose en plaques

I. Epidémiologie

La sclérose en plaques touche près de 2,5 millions de personnes dans le monde avec une répartition géographique non uniforme. En effet, plus on s'éloigne de l'équateur et plus la prévalence augmente.

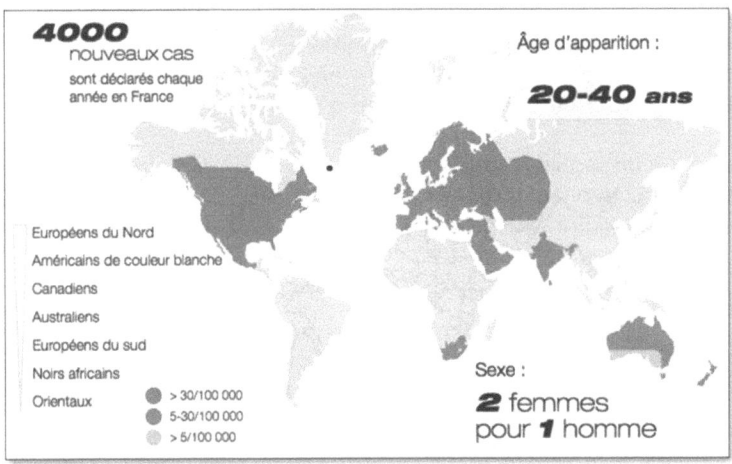

Figure 1 : Prévalence de la SEP dans le monde (39)

En France, en 2009, 60 000 à 75 000 personnes sont atteintes de sclérose en plaques.

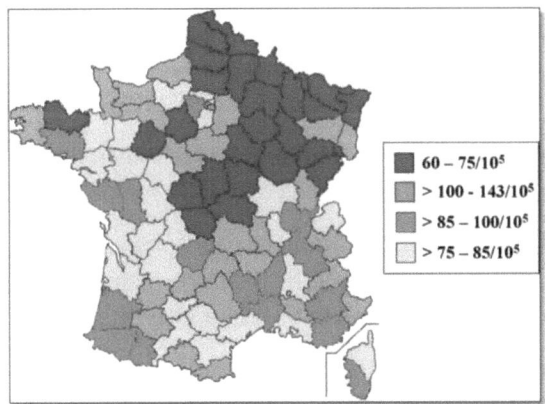

Figure 2 : Prévalence de la sclérose en plaques en France par département, calculée à partir des données d'ALD (37)

On retrouve cette inégalité de répartition géographique avec une plus forte prévalence de patients atteints de sclérose en plaques dans la moitié nord de la France.

Concernant l'incidence, celle-ci semble augmenter en France de même que dans d'autres pays (Gray et al., 2008). Une meilleure inclusion des cas, un diagnostic plus précoce peuvent se traduire par une augmentation d'incidence. Par ailleurs, les changements environnementaux dont les modifications de mode de vie au cours des vingt dernières années peuvent également expliquer cette augmentation d'incidence.

Le risque qu'a un individu de développer une SEP est étroitement lié au lieu où il a passé les 15 premières années de sa vie. S'il migre avant l'adolescence, il rejoint l'incidence de la région où il s'installe.

II. Physiopathologie

La SEP est une maladie inflammatoire chronique et démyélinisante du système nerveux central (=SNC).

Le SNC comprend le cerveau et la moelle épinière. Il est composé de cellules appelées neurones.

1. Les neurones

Chaque neurone est divisé en un corps cellulaire et un prolongement appelé axone. L'information nerveuse, appelée influx nerveux, circule à travers les axones. Pour que le message soit transmis rapidement et efficacement sur une grande distance, l'axone est entouré d'une gaine de myéline.

La gaine de myéline est constituée par l'enroulement en spirale de la membrane plasmique d'autres cellules du SNC : les oligodendrocytes.

La gaine de myéline est constituée à 70% de lipides, ce qui constitue un bon isolant entre le cytoplasme axonal et le milieu extracellulaire, et comprend des protéines spécifiques comme la MOG, la MBP et la MAG.

La myélinisation des axones se fait par portions de myéline séparées de portions non myélinisées appelées Nœuds de Ranvier. La propagation de l'influx nerveux se fait ainsi de manière discontinue, cela permet de conduire rapidement les informations sur une grande distance, tout en économisant de l'énergie.

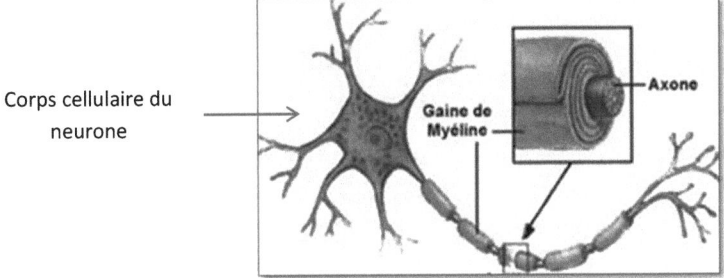

Figure 3 : Structure d'un neurone (27)

2. **Les cellules gliales**

Ces cellules nourrissent, entretiennent, isolent les neurones et communiquent avec eux. Elles sont 10 fois plus nombreuses que les neurones.

Parmi ces cellules gliales, on distingue :

- Les astrocytes qui ont un rôle de soutien et de communication
- Les oligodendrocytes qui synthétisent la myéline
- Les cellules de la microglie qui « nettoient » et « surveillent » le SNC.

Cela induit, au niveau du SNC deux zones de teinte différente :

- La substance grise qui comprend le corps cellulaire des neurones et les cellules gliales
- La substance blanche qui contient les axones des neurones avec la gaine de myéline.

Au cours de la SEP, on observe une attaque auto-immune de la myéline : on parle de démyélinisation, aussi bien au niveau du cerveau que de la moelle épinière. L'influx nerveux se trouve donc ralenti et l'information n'est plus transportée jusqu'aux nerfs induisant, en quelques heures ou quelques jours, l'apparition de symptômes : c'est la poussée.

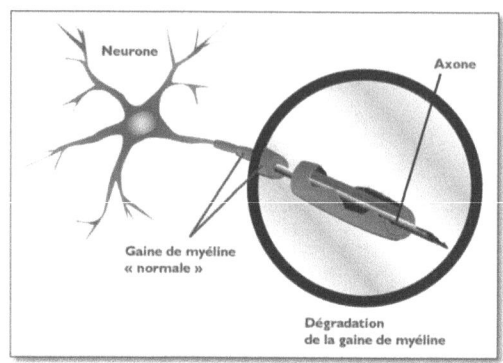

Figure 4 : La démyélinisation (60)

La SEP est une maladie auto-immune car notre système immunitaire, habituellement impliqué dans la lutte contre les agents extérieurs, « s'emballe » et se met à attaquer les propres éléments de notre organisme. Dans la SEP, nos cellules immunitaires attaquent les composants de la myéline, entrainant une réaction inflammatoire aboutissant à une démyélinisation.

Les régions où la myéline est altérée sont appelées des plaques. Elles sont de taille variable, elles peuvent êtres multiples et disséminées à différents niveaux du cerveau et de la moelle épinière.

L'inflammation peut également toucher les oligodendrocytes.

La physiopathologie de la maladie s'avère complexe et hétérogène, et n'est pas encore totalement comprise aujourd'hui.

3. **La réponse immunitaire innée**

L'immunité innée est la première ligne de défense vis-à-vis des agents pathogènes qui nous entourent. Elle est mise en place très précocement et elle est assez peu spécifique.

La réponse immunitaire innée est induite suite à l'interaction entre des récepteurs du soi appelés PRR (pour « Pattern Recognition Receptors ») et des molécules du non-soi appelées PAMP (pour « Pathogen Associated Molecular Patterns ») présentes au niveau des microorganismes qu'ils soient pathogènes ou non. Ces PRR sont exprimés au niveau de différentes cellules : les macrophages, les cellules dendritiques, les cellules NK (pour « Natural

Killer »), les polynucléaires, les mastocytes et les cellules résidentes (fibroblastes, cellules musculaires, cellules épithéliales).

	Macrophages	Cellules dendritiques
Lignée	Myéloïde	Myéloïde et Lymphoïde
Distribution	Tissulaire	Tissulaire
Demi-vie	1 à 5 mois	1 à 6 semaines
Rôles principaux	Phagocytose Présentation d'antigènes Homéostasie tissulaire	Présentation d'antigènes

	Polynucléaires			Mastocytes	Cellules NK
	Neutrophiles	Basophiles	Eosinophiles		
Lignée	Myéloïde	Myéloïde	Myéloïde	Myéloïde	Lymphoïde
Distribution	Sanguine	Sanguine	Sanguine puis tissulaire	Tissulaire	Sanguine
Demi-vie	moins de 24 heures	5 à 7 heures	moins de 24 heures	1 à 6 mois	7 à 10 jours
Rôles principaux	Phagocytose Dégranulation Piège à bactéries	Réponse inflammatoire allergique Immunité anti-infectieuse	Réponse inflammatoire allergique Immunité anti-parasitaire	Mise en place de la réaction inflammatoire Réactions allergiques Défenses anti-microbiennes	Elimination des cellules infectées par un virus, une bactérie ou des cellules cancéreuses.

Figure 5 : tableau récapitulatif des cellules intervenant dans la réponse immunitaire innée

4. La réponse immunitaire adaptative

La réponse immunitaire adaptative est la seconde ligne de défense contre les agents infectieux. Elle est plus spécifique et elle se met en place au bout de 4 jours environ. Elle fait intervenir des lymphocytes : les lymphocytes T CD4 et

CD8 (CD4 et CD8 sont des protéines présentes sur la membrane de ces lymphocytes) et les lymphocytes B.

Ces lymphocytes sont produits dans les organes lymphoïdes primaires qui sont la moelle osseuse pour les lymphocytes B et le thymus pour les lymphocytes T. Ils résident ensuite dans les organes lymphoïdes secondaires qui sont les ganglions lymphatiques répartis dans tous l'organisme mais le plus souvent regroupés en « aires ganglionnaires », la rate, les amygdales et les plaques de Peyer présentes au niveau intestinal.

Les cellules présentatrices d'antigènes (CpAg), qui sont principalement les cellules dendritiques et les macrophages vont induire cette immunité adaptative. En effet, ces cellules, après être entrées en contact avec un antigène vont migrer dans les organes lymphoïdes secondaires pour présenter cet antigène aux lymphocytes naïfs.

Ces CpAg vont présenter l'antigène via la molécule du CMH (=Complexe Majeur d'Histocompatibilité) qu'elles expriment à leur surface.

a. *Le Complexe Majeur d'Histocompatiblité*

Les molécules du CMH exprimées à la surface des CpAg sont codées par un groupe de gènes présent au niveau du bras court du chromosome 6. Ce CMH humain est également appelé le système HLA.

Les gènes du CMH sont répartis en trois classes :

- Les gènes de classe 1 codent pour les molécules de classe 1 du CMH. Les plus importants (car très polymorphes) sont les gènes HLA-A, HLA-B et HLA-C.

Les molécules du CMH-I codées par ces gènes sont présentes sur toutes les cellules nucléées de l'organisme (donc pas sur les globules rouges) à des taux variables. Les molécules de classe I du CMH permettent la présentation du peptide antigénique aux lymphocytes T CD8.

- Les gènes de classe 2 codent pour les molécules de classe 2 du CMH. Les principales familles de gènes de classe 2 sont HLA-DP, HLA-DQ et HLA-DR. Chaque famille est composée de plusieurs gènes.

Exemple : On dénombre au moins 10 gènes au niveau de la famille DR : le gène DRA invariant codant pour la chaîne DRα et neuf gènes DRB, dont quatre sont polymorphes (B1, B3, B4 et B5), codant pour les chaînes DRβ. Seuls les gènes DRB sont responsables du polymorphisme de HLA-DR.

Les molécules du CMH II codées par ces gènes sont présentes sur un nombre de cellules beaucoup plus restreint : les macrophages, les cellules dendritiques, les lymphocytes B et les cellules épithéliales du thymus. Les molécules de classes II du CMH permettent la présentation de l'antigène aux lymphocytes T CD4.

- Les gènes de classe 3 codent pour des molécules n'intervenant pas dans la présentation de l'antigène.

De plus, il existe dans l'espèce humaine un très grand nombre d'allèles pour chaque gène HLA. Chaque allèle code pour une protéine.
La nomenclature des gènes HLA classiques est très précise et harmonisée au niveau
international. Elle inclut le nom du gène, suivi du numéro de la famille allélique puis de l'allèle dans cette famille.
Exemple : HLA-DRB1*15:01.

Ces gènes sont donc extrêmement polymorphiques au sein de l'espèce humaine.
Chaque parent possède, sur chaque chromosome 6, une combinaison fixe d'allèles définissant un haplotype donc chaque parent possède deux haplotypes. Chaque enfant recevra un haplotype venant du père et un haplotype venant de la mère.

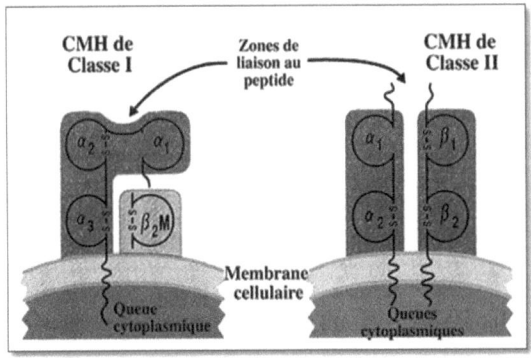

Figure 6 : Structure des molécules du CMH (63)

b. *Les lymphocytes T*

Les lymphocytes T sont responsables de la réponse immunitaire cellulaire, dirigée contre les agents pathogènes intra-cellulaires.

Lorsque le lymphocyte T entre en contact avec l'antigène, présenté par la cellule présentatrice d'antigène, via son TCR (pour « T Cell Receptor »), on parle de synapse immunologique.
Dans cette synapse, interviennent des molécules de co-stimulation exprimée à la surface de la CpAg et du lymphocyte pour renforcer l'activation de ce dernier.

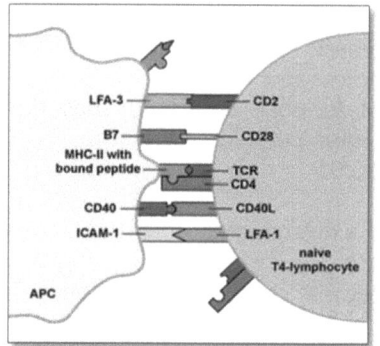

Figure 7: Synapse immunologique (59)

Une fois que le contact avec l'antigène a été effectué, les lymphocytes sont activés, ils prolifèrent et se différencient.

Puis, les lymphocytes sortent du ganglion lymphatique et se retrouvent dans la circulation lymphatique puis sanguine.

- Le lymphocyte T CD4

Le LT CD4 va se différencier selon un « climat » cytokinique :

Les cytokines correspondent à des glycoprotéines, qui peuvent être membranaires, ou sécrétées suite à une stimulation. Elles sont une centaine et rangées suivant une homologie de structures. Elles comprennent le TNF-α, les interleukines (IL), les chimiokines et les interférons (IFN). Chaque cytokine peut être synthétisée par plusieurs types de cellules et agir sur un grand nombre de cellules cibles sur lesquelles elle aura des actions variées.

- Si l'IL-12 et l'IL-23 sont sécrétés majoritairement par les CpAg, le LT CD4 activé se différencie en LT CD4 Helper TH1. C'est un climat inflammatoire où ces lymphocytes vont sécréter de l'IFN gamma et du TNF-α, cytokines pro-inflammatoires directement toxiques pour la gaine de myéline et pour l'oligodendrocyte.

- Si l'IL-4 est sécrété majoritairement, le LT CD4 se différencie en LT CD4 Helper TH2 qui est un profil plutôt protecteur où les lymphocytes relarguent des cytokines anti-inflammatoires : IL-10 et IL-4.

- Si le TGF-β est sécrété majoritairement, le LT CD4 devient un LT régulateur. Cela correspond à un faible pourcentage de lymphocytes (environ 5%) mais leur action est capitale pour réguler les lymphocytes T.

Les lymphocytes T régulateurs se distinguent facilement des autres lymphocytes T par l'expression, à leur surface, des marqueurs CD4 et CD25 ainsi que par l'expression du facteur de transcription FOXP3 dans leur cytosol qui joue un rôle clé dans leur développement.

La fonction primaire de ces lymphocytes est le maintien de la tolérance du soi de façon à prévenir l'apparition de pathologies auto-immunes.
En effet, ils inhibent l'activation de lymphocytes auto-réactifs au sein des tissus lymphoïdes (ce qui correspond à la tolérance centrale) et au niveau périphérique (=tolérance périphérique) en produisant des cytokines anti-inflammatoires comme IL-10 et TGF-β.

Ils contrôlent l'activation des lymphocytes T CD4+, mais également des lymphocytes T CD8+, des lymphocytes B, des cellules NK.

- Si le TGF-β est sécrété avec IL-6, le LT CD4 évolue en LT CD4 TH17. Ces lymphocytes TH17 sont des cellules très inflammatoires produisant de l'IL-17, de l'IL-21 et de l'IL-22.

Les lymphocytes Th17 expriment un facteur de transcription spécifique, RORC2, crucial pour leur développement.

Lorsqu'ils sont activés, les lymphocytes Th17 initient rapidement une réponse inflammatoire principalement dominée par les polynucléaires neutrophiles. Une augmentation des réponses immunitaires de type Th17 est associée à une inflammation chronique.

L'activation du récepteur à l'IL-17, exprimé par la plupart des cellules du parenchyme, induit la production de facteurs pro-inflammatoires comme l'IL-6, l'IL-1, le TNF, et des métalloprotéases matricielles.

- Le lymphocyte T CD8

Les LT CD8 reconnaissent l'antigène, non pas sous forme native mais sous forme de peptide antigénique présenté par les CpAg via leur CMH de classe I.
Ces lymphocytes, une fois activés, se différencient en lymphocytes T cytotoxiques. La libération de médiateurs cytotoxiques présents dans leurs granules assurent la mort de la cellule cible.

c. *Le lymphocyte B*

Les lymphocytes B sont responsables de la réponse immunitaire humorale. Ils produisent des anticorps impliqués dans la reconnaissance spécifique de l'agent pathogène et dans sa destruction.
Ils sont activés via un récepteur à leur surface : le BCR (pour « B Cell Receptor ») et via des molécules de co-stimulation.

Les cellules B jouent également le rôle de CpAg. En effet, l'interaction antigène – LB induit l'internalisation de l'antigène et sa dégradation en fragments antigéniques qui vont ensuite être exprimés à la surface du lymphocyte B avec une molécule du CMH de classe 2, conférant ainsi au lymphocyte B le rôle de CpAg.
Les LB présentent l'antigène aux LT CD4, augmentant ainsi leur spécificité antigénique.

Les lymphocytes B génèrent également des cytokines pro-inflammatoires comme l'IFNγ et l'IL-12 qui orienteront les lymphocytes T vers un profil Th1 et de l'IL-6 qui privilégie la différenciation des lymphocytes T vers un profil Th17.
Ils produisent également des cytokines régulatrices : IL-10, TGF-β.

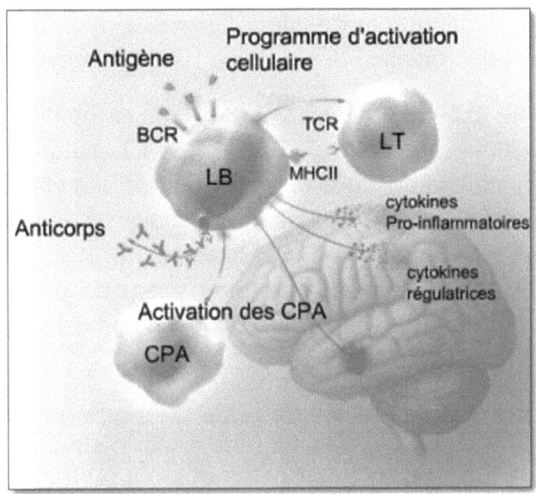

Figure 8 : Le LB : une cellule complexe (64)

5. **Ce qu'il se passe dans la SEP**

a. *L'encéphalomyélite expérimentale auto-immune (=EAE)*

L'immunisation d'un animal avec des protéines constituant la myéline, injectées dans l'adjuvant de Freund, entraine une affection démyélinisante apparentée à la sclérose en plaques : l'encéphalomyélite auto-immune.

L'EAE partage avec la SEP le fait :

- d'être une démyélinisation inflammatoire
- d'évoluer de façon rémittente et prolongée
- de dépendre de restrictions génétiques, n'étant possible que dans certaines souches de souris
- d'être liée au CMH

Elle en diffère cependant par le fait que les lésions sont essentiellement péri-veineuses et non en plaques.

Dans la SEP, le lymphocyte T CD4 est considéré comme la cellule auto réactive, c'est-à-dire la cellule qui attaque le SNC.

Il est en effet bien établi que le transfert d'une EAE à un animal naïf par des protéines composant la myéline dépend des LT CD4 de type Th1.

Les analogies entre la SEP et l'EAE ont conduit à rechercher dans le sang et le LCR des patients atteints de SEP, des LT autoréactifs contre les constituants myéliniques impliqués dans ce modèle. Il a été isolé des LT CD4 essentiellement, réagissant spécifiquement contre la Protéine Basique de Myéline (MBP), la protéine protéolipidique (PLP), la glycoprotéine oligodendrocytaire (MOG), la glycoprotéine associée à la myéline (MAG) mais aussi des constituants non myéliniques comme la transaldolase par exemple.

De multiples auto-anticorps ont été détectés sans que l'on puisse trouver un anticorps spécifique. Il en résulte une hétérogénéité interindividuelle importante dans la SEP et aucune des études n'a pu trancher formellement en faveur d'un antigène spécifique responsable de la maladie.

b. *Notion d'auto-antigène*

Avant 1900, on pensait qu'un antigène était obligatoirement étranger à l'organisme et qu'il n'y avait aucune réaction immunitaire d'un individu contre ses propres constituants.

Ces notions ont été remises en question en 1900 par Metalnikoff qui a réussi à immuniser un animal avec ses propres spermatozoïdes. Cet animal a synthétisé des anticorps capables de détruire ses spermatozoïdes. Cette expérience a montré que les constituants du sujet lui-même peuvent se comporter comme des Ag : on parle alors d'auto-Ag.

Cette auto-immunisation peut être pathogène puisque les anticorps (nommés auto-anticorps) ont entraîné la mort des spermatozoïdes.

On peut distinguer deux types d'auto-immunité : la première est physiologique et la deuxième est pathologique.

L'auto-immunisation physiologique concoure à la régulation de la réponse immunitaire. Par exemple, il existe des auto-anticorps anti-cytokines (IL-1, IL-8, IFN-γ, TNF-α...) qui inhibent l'action néfaste d'un excès de cytokine pouvant survenir à la suite d'une infection. L'auto-immunité physiologique permet également l'élimination des auto-antigènes libérés à l'occasion de destructions tissulaires ou cellulaires.

L'auto-immunisation est pathogène lorsqu'elle devient anormale par son intensité et sa capacité à produire des lésions et des troubles fonctionnels. Elle correspond alors à une auto-agressivité : l'organisme retourne contre lui-même ses systèmes de défense immunitaire.

Dans la SEP, les auto-antigènes sont les composants de la gaine de myéline.

c. Activation du système immunitaire au niveau périphérique

L'initiation de la réponse immunitaire se déroule dans les organes lymphoïdes, où une CpAg présente un antigène aux lymphocytes via son CMH.

Ces antigènes qui suscitent et pérennisent la réponse immunitaire sont pour l'instant inconnus.

Si l'hypothèse d'un facteur environnemental infectieux est correcte, soit du fait d'un agent spécifique, soit du fait d'agents multiples, les mécanismes de mimétisme moléculaire expliquent probablement le développement de la réponse auto-immune.
En effet, il a été montré que des LT anti-MBP peuvent être stimulés par des peptides provenant d'agents exogènes, partageant quelques acides aminés avec cette protéine. (23)

Les lymphocytes sont activés, prolifèrent, se différencient et se retrouvent dans la circulation lymphatique puis sanguine.

Pour pénétrer dans le SNC, les lymphocytes doivent traverser la barrière hémato-encéphalique (BHE).

La BHE permet de séparer le parenchyme cérébral de la circulation sanguine. Elle est constituée de cellules endothéliales reliées entre elles par des jonctions serrées et contient des ligands aux molécules d'adhésion exprimées par les lymphocytes. Des astrocytes permettent de maintenir l'intégrité de la BHE.

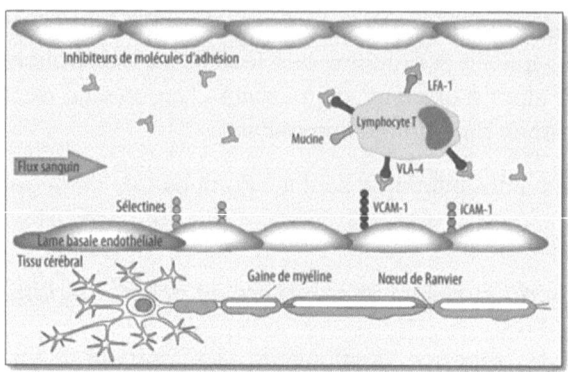

Figure 9 : la BHE (74)

La pénétration de la BHE par les LT activés se fait en plusieurs étapes : attraction, adhésion et invasion.

d. *Attraction des cellules immunitaires activées par les cellules endothéliales*

Ces cellules endothéliales sécrètent des chimiokines qui vont attirer sélectivement les lymphocytes.
La chimiokine CCL5 est chimiotactique pour les lymphocytes et monocytes exprimant le récepteur CCR5.
Les chimiokines CXCL12 et CXCL13 sont importantes pour la migration des lymphocytes B dans le SNC.
La chimiokine CXCL10 est attractive pour les lymphocytes T activés exprimant CXCR3.
Les concentrations de ces chimiokines sont augmentées dans la SEP.

e. *Adhésion à la BHE*

Sous l'action du TNFα et de l'IFNγ, les cellules endothéliales expriment également un taux anormalement élevé de molécules d'adhésion : ICAM-1 (« Intercelllular Adhesion Molecule ») et VCAM-1 (« Vascular Cell Adhesion Molecule »), ce qui va permettre aux lymphocytes d'adhérer aux cellules endothéliales via des ligands exprimées à leur surface : LFA-1 (« Lymphocyte Function Associated Antigen ») et VLA-4 (« Very Late Antigen »)

f. *Traversée de la BHE*

Les cellules immunitaires activées migrent ensuite entre les cellules endothéliales et pénètrent dans le système nerveux central.

Les LT activés doivent ensuite traverser la matrice extracellulaire, principalement composée de collagène de type IV et jouant un rôle dans le soutien structural, l'adhérence, et la migration des cellules.

Cette traversée est assurée par une sécrétion de protéases comme les métallo-protéinases (MMPs).
Les MMPs sont fabriqués par les monocytes, macrophages, LT et par les cellules endothéliales mais aussi par des cellules du SNC comme les cellules de la microglie, les astrocytes et les oligodendrocytes.

Une corrélation existe entre des taux élevés de MMPs et le degré de rupture de la BHE basée sur le nombre de lésions à l'IRM.

g. *Réactivation du système immunitaire au niveau du système nerveux central.*

Dans le SNC, les différentes étapes précédentes se renouvellent : les lymphocytes sont réactivés par des CpAg qui sont des cellules résidentes comme les cellules de la microglie, des lymphocytes B, des macrophages ou des cellules dendritiques qui ont envahi le SNC. Ils se différencient et prolifèrent à nouveau.
Il y a également un recrutement d'autres cellules inflammatoires.

La destruction de la myéline fait appel à plusieurs mécanismes :

- Le premier met en jeu les lymphocytes T CD4

Le TNF-α et l'IFN-γ sécrétés par les LT CD4 TH1 sont directement toxiques pour la myéline et les oligodendrocytes et, l'IFN-γ induit la surexpression, par les macrophages, de la forme inductible de la nitrique oxydase synthase (iNOS) qui catalyse la synthèse de l'oxyde nitrique (NO), impliqué dans la mort des oligodendrocytes.

L'attaque immunologique contre la myéline favorise le relargage de nouveaux fragments antigéniques qui sont reconnus par ces lymphocytes et provoquent leur réactivation.

Les LT CD4 TH17 produisent également des cytokines pro-inflammatoires.
La fixation de l'IL-17 sur son récepteur déclenche une voie de signalisation intracellulaire qui active les cellules cibles. Elles sécrètent alors des cytokines et expriment des molécules d'adhésion, ce qui entraine le recrutement et l'infiltration d'autres LT.
Les cellules Th17 sécrètent également des enzymes cytolytiques qui participent à la destruction de la myéline.

- o Le deuxième mécanisme met en jeu les lymphocytes T CD8 cytotoxiques

Sur les axones et les oligodendrocytes, on note une surexpression du CMH I qui peut être reconnu par les LT CD8 cytotoxiques et ainsi, provoquer la libération de granules cytolytiques par ces derniers.

La libération de granzymes et de perforines induit une lyse de la cellule cible.

Les données microscopiques montrent que l'étendue des dommages axonaux est corrélée avec le nombre de LT CD8 cytotoxiques dans le SNC et que, plus la maladie évolue et plus le nombre de CD8 augmente au niveau des plaques.

- o Le 3ème met en jeu des auto-anticorps

La SEP est aussi une maladie du lymphocyte B, comme en témoigne la synthèse intra-thécale d'anticorps dans le liquide céphalorachidien (LCR).

Les lymphocytes B auto-réactifs produisent des auto-anticorps dirigés contre des composants de la gaine de myéline : MPB, MOG... Ces auto-anticorps sont variables d'un patient à l'autre.

La présence de plasmocytes, d'immunoglobulines et de fractions du complément évoquent la destruction de la myéline et des oligodendrocytes par l'intermédiaire d'autoanticorps et de l'activation de la cascade du complément.

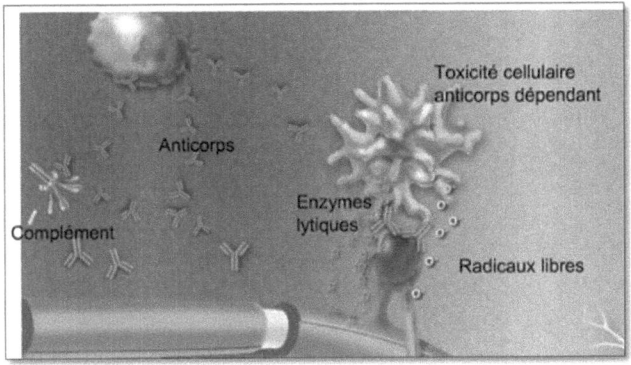

Figure 10 : Toxicité du lymphocyte B via le complément (64)

- La SEP est aussi une « maladie allergique ». En effet, dans les plaques, il y a une accumulation de mastocytes et une libération d'histamine, de tryptase et de 5-hydroxytryptamine.

Il y a –t-il une diminution du nombre de lymphocytes T régulateurs dans la SEP, il y a-t-il une diminution de leur fonctionnalité, ce qui induirait une plus grande proportion de lymphocytes auto-réactifs ?

Aucun défaut quantitatif de LT régulateurs n'a pu être identifié. Cependant, des LT régulateurs purifiés à partir de sang de patients évoluant par poussées présentent une activité suppressive réduite in vitro. Ce défaut fonctionnel est associé à une réduction de l'expression de Foxp3 parmi ces lymphocytes. (Haas *et al.*, 2005)

Cela n'a été observé que chez des patients atteints de SEP rémittente. En effet, les patients de SEP secondairement progressive présentent des niveaux normaux d'expression de Foxp3 parmi ces lymphocytes, et une activité suppressive de ces cellules normales in vitro. (Venken *et al.*, 2006)

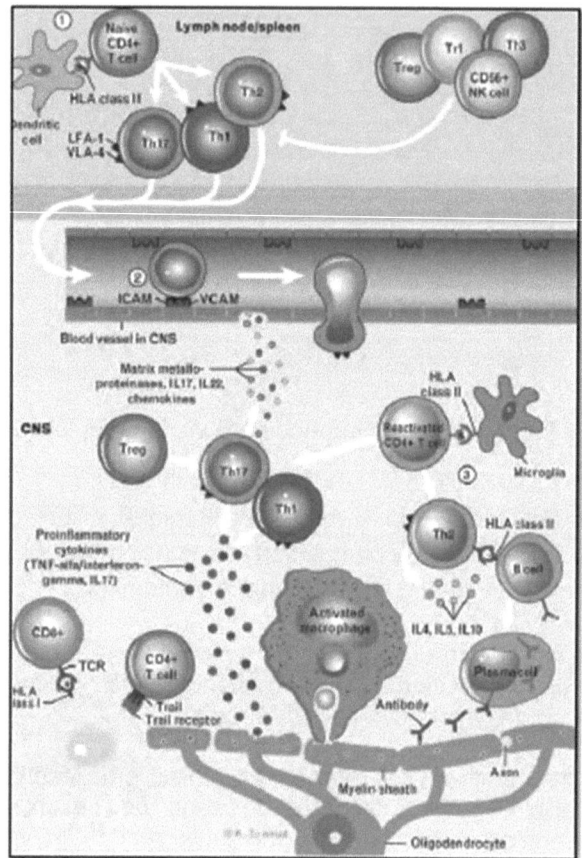

Figure 11 : Réactions immunitaires dans le SNC

III. Conséquences cliniques

1. Différentes formes cliniques

On observe 3 formes de SEP :

- La forme rémittente : alternance de poussées et de rémissions plus ou moins longues mais complètes. Cette forme est retrouvée dans 85% des cas. (63)

- La forme secondairement progressive : les rémissions après les poussées, qui deviennent moins fréquentes, sont incomplètes et des signes neurologiques s'installent (sensitifs, moteurs, visuels…). Cette phase survient chez la moitié des patients et souvent plusieurs années après le début de la maladie.

- La forme primaire progressive qui est la forme progressive d'emblée et qui se caractérise par une aggravation continue des signes cliniques dès le début de la maladie. Cette forme arrive généralement à un âge plus tardif (vers 40 ans)

L'évolution de la maladie est extrêmement variable d'une personne à l'autre. Il est donc impossible de prédire à un patient, au début de sa maladie, comment sera son évolution à long terme.

2. **Les poussées**

La poussée est la traduction clinique de la survenue d'une ou de plusieurs plaques.

Une poussée peut correspondre à :

- La réapparition d'anciens symptômes
- L'aggravation de symptômes déjà existants
- L'apparition de nouveaux symptômes

On considère qu'il s'agit d'une poussée si les symptômes durent au moins 24h et surviennent en dehors de tout épisode fébrile. Une poussée peut durer de plusieurs jours à plusieurs semaines.

Certains facteurs déclenchants peuvent être retrouvés, tels qu'un traumatisme, une infection intercurrente, une vaccination, un post-partum, une intervention chirurgicale ou une situation de stress par exemple.

Le temps entre les poussées est très variable d'une personne à l'autre.

3. **Les rémissions**

La plupart du temps, après une poussée, l'inflammation disparait et des mécanismes de réparation se mettent en place : c'est la remyélinisation. Il a été clairement démontré que les axones peuvent être remyélinisés par les oligodendrocytes qui génèrent une nouvelle gaine de myéline.

La conduction nerveuse est améliorée voire redevient normale et les symptômes neurologiques s'atténuent ou même disparaissent : ce sont les phases de rémissions.

Lors de l'évolution de la maladie, les mécanismes de remyélinisation sont dépassés et des troubles irréversibles de conduction s'installent.

4. **Les symptômes**

Pour certains patients, les premiers symptômes sont des fourmillements, des engourdissements, des sensations de décharges électriques dans les jambes, dans les bras ou les mains, le plus souvent d'un seul côté du corps : on parle de paresthésies.

Pour d'autres, le signe d'appel est :

- un trouble visuel comme la perte de vue d'un œil
- un trouble moteur comme une faiblesse musculaire
- un trouble de l'équilibre avec une impression de démarche ébrieuse, des troubles de coordination des mouvements.

→ Les symptômes sont fonction de la localisation des plaques.

On observe ainsi :

- Des troubles moteurs

Une sensation de faiblesse musculaire, plus ou moins importante, peut toucher un ou plusieurs membres ou une moitié du corps.

Elle peut être associée à une raideur musculaire appelée spasticité.

- Des troubles sensitifs (engourdissement, fourmillement, impression anormale au toucher...)

Le signe de Lhermitte, qui est une sensation de décharge électrique le long de la colonne vertébrale et/ou des membres survenant lors de la flexion de la nuque, peut apparaitre.

Le syndrôme d'"Uhthoff", qui est une sensibilité exacerbée à la chaleur, peut également apparaitre.

- Des troubles visuels

La névrite optique rétro bulbaire (=NORB) se manifeste typiquement par un baisse d'acuité visuelle brutale, importante, unilatérale. Des douleurs rétro-oculaires, augmentées lors des mouvements oculaires, accompagnent la survenue de la neuropathie optique.

- Des troubles de la marche, de la coordination des mouvements

Ils sont très fréquents et conditionnent en grande partie le pronostic fonctionnel en altérant les capacités locomotrices des patients.

- Des troubles sphinctériens

Les troubles urinaires apparaissent majoritairement dans l'évolution de la maladie, pas au début.

Ils peuvent prendre plusieurs formes :

- L'incontinence urinaire par impériosité due à une hyperactivité de la vessie: l'envie est pressante et souvent accompagnée de pertes.
- La pollakiurie : les mictions sont trop fréquentes
- La rétention urinaire : la vessie ne se vide pas ou, plus généralement, pas complétement. Le résidu mictionnel peut donner lieu à des pertes urinaires, insensibles pouvant survenir de jour comme de nuit. Le remède est l'auto-sondage.

On observe également des troubles de l'émission des selles avec constipation, fausses envies.

Les troubles urinaires et les troubles de l'émission des selles sont la conséquence d'un moins bon contrôle des sphincters par le SNC.

- Des troubles sexuels

Chez l'homme : instabilité érectile, diminution de la rigidité pénienne, troubles sensitifs au niveau des organes génitaux.

Chez la femme : diminution ou absence de lubrification, douleur pendant les rapports, troubles sensitifs au niveau des organes génitaux, troubles de l'orgasme.

- Des troubles intellectuels

Ces troubles peuvent porter sur la concentration, l'attention, la mémoire. Ces troubles ne sont pas constants et restent habituellement modérés.

Dans les formes très évoluées de SEP, il peut exister une démence.

Le caractère et le comportement peuvent être atteints avec tantôt une euphorie tantôt un syndrome dépressif.

- Une fatigue

Souvent présente, la fatigue est très fluctuante. Elle peut accompagner ou aggraver une poussée, elle peut aussi être présente en dehors des poussées.

- Des douleurs

La douleur est un symptôme fréquent au cours de la SEP.

Au cours de la sclérose en plaques, on distingue trois grandes catégories de douleurs :

- *les douleurs neurogènes*

Elles sont une conséquence directe de la maladie, liées à l'atteinte du SNC.

Typiquement, présence d'un fond douloureux permanent : brûlure, fourmillements, voir sensation d'arrachement ou de striction. Douleur présente dès le réveil, persistant toute la journée avec renforcement éventuelle le soir ou à la fatigue. Paradoxalement, le patient dort parfaitement toute sa nuit et n'est jamais réveillé par un accès douloureux.

Existence fréquente de paroxysmes de forte intensité et de courte durée : décharges électriques, élancement qui peuvent prostrer le malade et lui arracher des cris.

- *les douleurs liées aux poussées*

Lors des atteintes visuelles (névrites optiques), il y a fréquemment des douleurs dans l'orbite, autour de l'oeil, déclenchées par les mouvements du globe oculaire. Les phénomènes inflammatoires de la névrite optique sont en cause.

Les autres douleurs des poussées sont habituellement liées à une lésion au niveau de la moelle épinière. Ces douleurs apparaissent rapidement en quelques jours en même temps que les autres troubles de la poussée.

Une allodynie est décrite fréquemment : sensation douloureuse déclenchée par un stimulus indolore comme le simple effleurement d'un drap).

- *les douleurs secondaires*

Elles sont une conséquence indirecte de la maladie. Elles ne sont pas liées à une atteinte du système nerveux central.
Concrètement, une gêne à la marche peut entraîner une boiterie qui sera elle-même la cause d'un mal de dos, d'une raideur des muscles et des contractures.
Des troubles urinaires ou une constipation peuvent favoriser les contractures ou les raideurs.

L'échelle EDSS, bien que critiquée, reste toujours le principal outil de cotation clinique commun à tous les neurologues pour juger de l'évolution des patients.

IV. **Etiologies**

Les éléments déclenchant l'activation anormale du système immunitaire ne sont pas connus mais il existe plusieurs facteurs prédisposant à l'apparition de la maladie (37):

1. **Le terrain génétique**

La SEP n'est pas une maladie héréditaire. En revanche, comme cela existe pour de nombreuses pathologies, la susceptibilité de développer une SEP est vraisemblablement influencée par plusieurs gènes ou familles de gènes.
Ceux-ci sont normaux dans leur fonctionnement contrairement aux maladies héréditaires où une mutation est responsable d'un dysfonctionnement du gène, ce qui induit la production protéine ne pouvant accomplir sa fonction.

Lors d'une maladie génétique, un seul gène est nécessaire pour que la maladie se développe. On considère que dans la SEP, près d'une centaine de gènes sont impliqués.

Depuis près de 30 ans on sait qu'un gène du CMH est associé à la SEP, il s'agit de HLA-DR2 et plus particulièrement l'allèle HLA-DRB1*1501 [Svejgaard et al., 2008].
Le système HLA possède certainement 40 % de l'effet génétique à lui seul.

D'autres gènes de la réaction immunitaire sont maintenant connus avec une grande certitude comme le récepteur à l'interleukine 2, le récepteur à l'interleukine 7, une tyrosine kinase (TYK2) et un récepteur du tumor necrosis factor (TNF).

Mais la présence seule de ces gènes ne suffit pas à induire une SEP. Cela nécessite l'association d'un facteur génétique et d'un facteur environnemental. Sans la conjonction des deux, la maladie ne s'installe pas.

Cette association susceptibilité génétique/facteurs environnementaux se retrouve dans toutes les maladies qui n'ont pas une composante héréditaire.

2. **Les facteurs environnementaux**

a. *La géographie*

Les facteurs géographiques ont une influence sur la probabilité de présenter une SEP. La fréquence de la maladie est en effet très variable selon les régions : elle est plus importante dans les pays du nord et on observe une diminution très nette lorsqu'on se rapproche de l'équateur.
Le rôle de l'ensoleillement est donc évoqué. L'une des conséquences de cet ensoleillement est de favoriser la production par la peau de vitamine D : les taux sanguins de vitamine D sont plus élevés dans les régions à fort niveau d'ensoleillement que dans le reste du monde.

De plus, il a été observé que la fréquence de la SEP reste celle du pays d'origine pour les populations ayant migré après l'enfance, alors que les enfants migrants très jeunes vont acquérir le risque théorique de développer la maladie correspondant à celui du pays d'accueil.

b. *Les infections virales*

De multiples études sont en faveur de l'association entre le virus d'Epstein-Barr (EBV) et la SEP. Il existe des bases physiopathologiques pour incriminer le virus EBV et notamment des études en cristallographie montrant des similitudes entre ce virus et la MBP.

Cela accrédite la théorie que la SEP pourrait se développer parce qu'un agent infectieux présente dans sa structure un motif proche d'une des protéines de la myéline ce qui, en quelque sorte, induirait une confusion du système immunitaire, qui s'est développé pour neutraliser le virus Epstein-Barr, mais qui, par similitude, attaquerait la myéline.

c. *Le tabac*

Il semble que les patients fumeurs développent une maladie plus sévère que les non-fumeurs. Bien que ces données restent fragiles sur le plan scientifique, le bon sens indique qu'il est peut-être intéressant de conseiller le sevrage tabagique aux patients atteints de SEP.

V. Diagnostic

Le diagnostic de SEP est un diagnostic difficile compte tenu de la diversité des symptômes qui peuvent s'observer. De plus, dans la forme rémittente, ces symptômes peuvent disparaitre plus ou moins rapidement sans laisser de séquelles, ce qui peut pousser certains patients à ne pas consulter immédiatement un médecin.

Il peut ainsi s'écouler plusieurs années entre les premiers signes cliniques et le diagnostic, mais ce délai tend à se réduire actuellement, à l'aide d'examens complémentaires performants.

1. Interrogatoire

Le neurologue va chercher à détecter d'éventuelles poussées antérieures à celle qui a poussé le patient à consulter.

2. Examen clinique

L'examen clinique comprend :

- L'observation de la marche et de la posture
- L'évaluation des réflexes
- L'évaluation de la force motrice et de la sensibilité
- L'observation des mouvements oculaires (en effet le nerf optique est très souvent touché dans la SEP entrainant une diminution de l'acuité visuelle, les nerfs oculomoteurs peuvent également être

touchés entrainant des mouvements oculaires anormaux tel qu'un nystagmus)

3. **IRM cérébrale et médullaire (1, 2, 3, 5, 6,7)**

L'imagerie par résonance magnétique (IRM) permet actuellement de poser le diagnostic précocement.

L'IRM permet d'obtenir des vues 2D ou 3D de l'intérieur du corps de façon non-invasive avec une résolution relativement élevée. Le principe de l'IRM repose sur le phénomène de résonance magnétique nucléaire (RMN), c'est-à-dire portant sur le couplage entre le moment magnétique du noyau des atomes et le champ magnétique externe. L'aimant est au cœur du fonctionnement de l'appareil IRM. Son rôle est de produire le champ magnétique externe qui est constant et permanent.

La réalisation d'une IRM cérébrale et médullaire permet de mettre en évidence des lésions du SNC sous forme d'anomalies de signal touchant la substance blanche.

Les lésions anciennes et chroniques sont aussi bien détectées que des lésions plus récentes, inflammatoires.

Il existe plusieurs types de lésions IRM :

En pondération T1 : Il s'agit de séquences anatomiques ayant un faible contraste pour les lésions qui seront soit invisibles soit un peu plus foncées que la substance blanche et rarement noires. Ces séquences sont en revanche utilisées pour mettre en évidence une fixation anormale d'un produit de contraste : le gadolinium.
En effet, dans le cerveau normal, il n'existe pas de pénétration de ce produit de contraste car il ne traverse pas la BHE.

Une fixation cérébrale, qualifiée abusivement de prise de contraste, indique une rupture de la BHE et donc une plaque active, siège d'une activité inflammatoire évolutive. Elles apparaissent comme des taches blanches nodulaires.

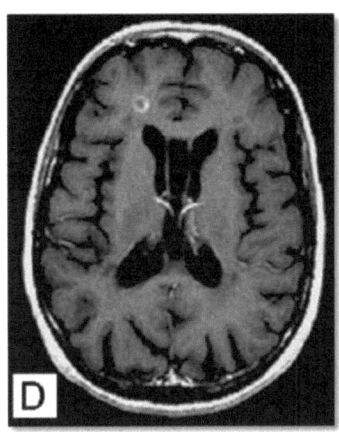

Figure 12 : Prise en contraste en T1 (2)

En pondération T2 : le contraste normal est grossièrement inversé par rapport à la séquence pondérée en T1. Le LCR est blanc et la substance grise plus claire que la substance blanche. Cette séquence est en revanche très sensible aux plaques qui apparaissent plus claires que le reste de la substance blanche. Les plaques en T2 sont anciennes (=non inflammatoires). Elles sont dites en hypersignal.

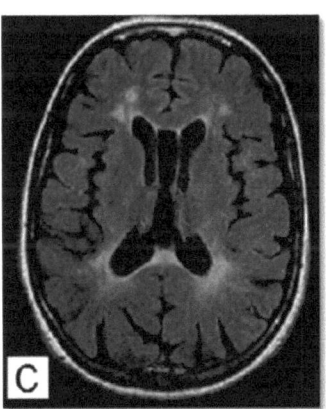

Figure 13 : Hypersignaux en T2 (2)

Au niveau cérébral, les plaques sont en général de taille variable (de quelques millimètres à plusieurs centimètres), de forme souvent ovoïde. Elles sont situées dans différentes régions de la substance blanche : au niveau périventriculaire, juxta-cortical, sous-tentoriel et médullaire. La distribution des lésions au niveau des deux hémisphères est en général asymétrique.

Au niveau médullaire, les lésions touchent le plus souvent l'étage cervical, sont peu étendues et prédominent dans la partie postérieure de la moelle.

→ Les lésions IRM dans la SEP sont peu spécifiques ; elles doivent donc toujours être interprétées en fonction du contexte clinique.

Pour retenir le diagnostic de SEP, la mise en évidence d'une dissémination spatiale et temporelle de ces atteintes est indispensable.

Les plaques peuvent être multiples et apparaitre dans différentes régions du SNC : on parle de dissémination dans l'espace.
Ces plaques évoluent également dans le temps à un rythme très variable : certaines plaques peuvent régresser et d'autres apparaitre : on parle de dissémination dans le temps.

La mise en évidence de cette dissémination peut être faite, avec des délais parfois longs, cliniquement et grâce à l'IRM, à l'aide des critères de McDonald publiés en 2001, révisés une première fois en 2005 et révisés une deuxième fois en 2010. Leur but initial était de disposer de critères rigoureux internationaux afin d'inclure des patients dans des protocoles thérapeutiques. Les auteurs de la dernière révision ont cherché à augmenter leur sensibilité dans le but d'une utilisation courante. Leur valeur prédictive positive est de 79,2%.

(SEP possible)		Données supplémentaires requises pour le diagnostic (MS)	
Attaques (poussées)	*Lésions objectives*		
2 ou plus	2 ou plus	Aucune, les données cliniques suffisent (éléments supplémentaires souhaitables, mais doivent être compatibles avec la SEP)	
2 ou plus	1	*Dissémination dans l'espace, démontrée par 1 ou plus des 3 critères suivants :*	
			• Critères IRM de dissémination dans l'espace
		ou	• LCR positif et 2 lésions IRM ou plus compatibles avec SEP
		ou	• Attaque clinique supplémentaire impliquant un site différent

1	2 ou plus	Dissémination dans le temps, démontrée par 1 ou plus des 2 critères suivants :
		• Critères IRM de dissémination dans le temps
		ou • Deuxième attaque clinique

Figure 12 : critères de McDonald non modifiés en 2010 (6)

On distingue plusieurs cas :

1er cas : le patient a présenté au moins 2 épisodes cliniques neurologiques évocateurs de SEP (= poussées) et son IRM présente au moins 2 lésions compatibles avec un diagnostic de SEP : le diagnostic de SEP peut être posé.

2ème cas : le patient a présenté au moins 2 poussées mais son IRM ne présente qu'une seule lésion compatible avec le diagnostic de SEP. Une dissémination spatiale doit être mise en évidence avant de poser le diagnostic.

3ème cas : le patient présente au moins 2 lésions compatibles avec le diagnostic de SEP sur l'IRM mais une seule poussée a été recensée. Une dissémination temporelle doit être mise en évidence avant de poser le diagnostic.

Dans le cas d'un Syndrome Cliniquement Isolé (=SCI) défini par une seule poussée, des modifications de ces critères ont été apporté en 2010 :

Dissémination spatiale	Dissémination temporelle
≥ 1 lésion T2 dans au moins deux des quatre territoires du système nerveux central considérés comme caractéristiques de SEP : - juxtacortical, - périventriculaire, - sous-tentoriel - médullaire * * : En cas de syndrome médullaire ou du tronc cérébral, les lésions symptomatiques sont exclues des critères diagnostiques et ne participent pas au compte des lésions.	- Une nouvelle lésion en T2 et/ou une lésion prenant le gadolinium sur une IRM de suivi quel que soit le moment de l'IRM initiale. - La présence simultanée de lésions asymptomatiques rehaussées et non-rehaussées par le gadolinium à n'importe quel moment.

Figure 11 : Diagnostic de SEP après un SCI (7)

On peut ici poser un diagnostic de SEP avec une seule IRM ou avec l'aide d'une deuxième IRM de suivi quelques mois plus tard si la première ne suffit pas mais il faut penser à une notion importante : tous les syndromes démyélinisant cliniquement isolés ne seront pas des SEP clairement définies. En effet 15 à 20% des SCI, avec une IRM initialement anormale, ne présenteront que ce seul événement clinique après 20 ans d'évolution. Se pose ainsi le problème de la nécessité ou non d'instaurer un traitement de fond.

Les critères ont également été modifiés dans le cas d'une SEP primaire progressive :

Progression des symptômes sur un an et 2 des 3 critères suivants :
- Mise en évidence d'une dissémination spatiale cérébrale : ≥ 1 lésion T2 périventriculaire, juxta-corticale ou sous-tentorielle. - Mise en évidence d'une dissémination spatiale médullaire : ≥ 2 lésions T2 médullaires. - LCR positif : présence de bandes oligocolonales et/ou élévation de l'index IgG.

Figure 12 : critères diagnostiques de SEP primaire progressive (7)

4. La ponction lombaire (2)

L'objectif de la ponction lombaire (PL) est de prélever et d'analyser du liquide céphalo-rachidien (LCR) qui est un liquide biologique dans lequel « baignent » le cerveau et la moelle épinière.

Dans les critères diagnostiques de McDonald de 2001 et 2005, l'analyse du LCR avait une valeur pour le diagnostic de dissémination dans l'espace quand les critères IRM n'étaient pas remplis. Depuis la révision de 2010, ce rôle disparait sauf dans le cas de la SEP primaire progressive. Néanmoins elle est tout de même effectuée pour affirmer l'inflammation du LCR, pour écarter des diagnostics différentiels et pour prédire, devant un SCI, le risque d'évolution vers une SEP clairement définie : un LCR anormal augmente le risque de passage en SEP clairement définie.

L'analyse cytologique a pour rôle d'étudier le nombre et le type des cellules présentes dans le LCR. Une cytologie normale du LCR ne doit pas contenir plus 5 cellules par mm^3 de liquide. La cellularité du LCR est augmentée dans la moitié des cas de SEP, il s'agit alors de lymphocytes.

L'analyse biochimique se résume au dosage du glucose, du chlore et surtout des protéines. La protéinorachie peut-être modérément élevée.

L'isoélectrofocalisation permet d'affirmer la présence d'un processus inflammatoire limité au système nerveux central par la mise en évidence d'immunoglobulines IgG dans le LCR, absentes du sang : il s'agit de la synthèse locale dite intra-thécale des immunoglobulines.

La présence de bandes oligoclonales n'est malheureusement pas spécifique de la SEP et peut être retrouvée dans d'autres pathologies inflammatoires ou infectieuses du système nerveux central. Des analyses virales et bactériologiques permettent d'éliminer certaines pathologies infectieuses pouvant mimer une SEP (virus VIH, EBV, VZV, HTLV). Ces bandes peuvent également présentes dans certaines pathologies auto-immunes comme un syndrome de Gougerot-Sjögren ainsi que dans certains syndromes paranéoplasiques.

Tous les patients atteints de SEP ne présentent pas un résultat positif à cet examen. La PL peut être répétée car elle se positive parfois après quelques mois ou quelques années d'évolution.

5. **Mesure des potentiels évoqués visuels (=PEV)**

Les potentiels évoqués visuels enregistrent l'activité du nerf optique en mesurant le temps nécessaire pour que le cerveau reçoive et interprète les images.

En préparation à ce test simple, on fixe des électrodes capables de mesurer l'activité cérébrale électrique sur la tête du patient. L'étude des influx nerveux qui se propagent entre l'œil et le cerveau le long du nerf optique nécessite la fixation du regard sur un petit carré affiché au milieu d'un damier scintillant sur un écran. Inoffensif et ne provoquant aucune douleur, cet examen montre les lésions de la rétine et du nerf optique qui peuvent toutes provoquer des retards ou une interruption dans la transmission.

La découverte d'un tel résultat chez une personne dont l'acuité visuelle est normale peut aider à poser le diagnostic de la SEP, puisque 75% à 95% des personnes atteintes de SEP présentent des PEV anormaux.

6. **Bilan biologique et une recherche d'une dysimmunité**

Certaines maladies infectieuses (comme la neuroborréliose) ou inflammatoires généralisées (comme la sarcoïdose) peuvent s'accompagner d'une atteinte du SNC avec des signes cliniques et IRM proches de ceux de la SEP.

VI. **Les traitements**

La prise en charge de la SEP comprend à la fois :
- Le traitement des poussées destiné à diminuer l'inflammation
- Le traitement de fond destiné à ralentir l'évolution de la maladie
- Le traitement symptomatique qui soulage les symptômes.

1. **Prise en charge thérapeutique des poussées (23)**

Bien qu'un certain nombre de poussées ne nécessitent pas de traitement particulier, si ce n'est du repos pendant quelques jours, certaines poussées sont plus invalidantes pour le patient et nécessitent une hospitalisation. Un traitement par corticoïdes peut permettre de réduire l'intensité et la durée des poussées et ainsi accélérer la récupération. Le plus souvent les symptômes s'améliorent en quelques jours.

La mise en évidence de l'effet de l'ACTH (=Adrenocorticotrophin hormone) sur l'EAD (le modèle murin de la SEP) par Miller en 1953 est probablement à l'origine des premiers essais thérapeutiques des corticoïdes dans la SEP. Le traitement par corticoïdes a fait l'objet de neuf études contre placebo dont six concernaient les neuropathies optiques. Ces études montrent que ce traitement améliore rapidement les patients avec une réduction de la durée des poussées et des déficits à 30 jours.

Les corticoïdes sont administrés en intraveineuse à de fortes doses (=bolus) pendant une courte durée : 1 gramme de méthylprednisolone par jour pendant 3 à 5 jours. Cela nécessite une courte hospitalisation mais, certains centres en France proposent maintenant des bolus à domicile sous contrôle infirmier.

Les précautions d'usage concernant la corticothérapie doivent être appliquées :
- Réalisation d'une Numération de Formule Sanguine (NFS) avant d'instaurer le traitement pour déceler une éventuelle infection. Cela contre-indiquerait l'administration de corticoïdes car ils pourraient aggraver l'infection voire provoquer une septicémie.
- Instauration d'un régime pauvre en sucres et en sel pendant le traitement et surveillance de la tension artérielle, de la kaliémie et de la glycémie.

Lorsque la voie intraveineuse ne peut être utilisée, un traitement per os aux mêmes doses et de même durée peut être proposé.

Lors d'une poussée sévère avec une amélioration clinique insuffisante après les bolus, des échanges plasmatiques peuvent être réalisés.
La plasmaphérèse (ou échange plasmatique) consiste à filtrer le sang du patient pour en séparer les cellules du plasma. Le plasma est alors éliminé et remplacé par du plasma humain normal ou par une solution d'albumine humaine pour éviter une déperdition de protéines et de liquides. Le sang ainsi reconstitué est alors réintroduit dans la circulation du patient. Ce processus peut être effectué à plusieurs reprises. La plasmaphérèse permettrait d'éliminer de la circulation sanguine les substances qui sont responsables de la destruction de la myéline comme les auto-anticorps circulants.

Une rééducation adaptée au handicap généré par la poussée doit être mise en place dès que possible.

2. **Les traitements de fonds**

Il reste encore beaucoup de questions sans réponse dans la SEP notamment quelles sont les causes de la maladie. Cela explique qu'il n'existe toujours pas de traitement permettant sa guérison. Cependant, la prise en charge de cette maladie a bénéficié de grands progrès durant la dernière décennie grâce à d'importants travaux de recherche. A l'heure actuelle, les traitements permettent de réduire la fréquence des poussées, de ralentir l'évolution de la maladie et d'améliorer les symptômes donc d'améliorer la qualité de vie des patients.
Les traitements de fonds actuellement proposés sont les immunomodulateurs indiqués en début de maladie et les immunosuppresseurs pour les formes évoluées ou très actives.

a. *Prise en charge thérapeutique après un syndrôme démyélinisant cliniquement isolé (SCI) (8)*

Il est actuellement possible de prescrire un traitement immunomodulateur après un SCI si le patient est considéré à haut risque de passage en SEP clairement définie.

Pourquoi instaurer un traitement de fond après un SCI ?

Les données épidémiologiques soulignent l'importance des premières années de la maladie sur le pronostic à long terme : une fréquence élevée de poussées dans les deux premières années après un SCI, un intervalle court entre les deux premières poussées, une mauvaise récupération après la première poussée et un score EDSS élevé à deux et cinq ans après le SCI sont associés à un mauvais pronostic.

Il est admis que l'activité inflammatoire est maximale au cours des premières années de la maladie. Ainsi, traiter dès le premier événement démyélinisant permettrait au patient de tirer un bénéfice maximal d'un traitement immunomodulateur dont le mode d'action est essentiellement anti-inflammatoire. Cela inhiberait précocement la cascade d'événements conduisant aux lésions axonales irréversibles et au handicap.

Selon les recommandations de l'HAS, un traitement immunomodulateur est donc indiqué dans le traitement des patients ayant présenté un SCI accompagné d'un processus inflammatoire actif suffisamment sévère pour nécessiter un traitement par corticothérapie par voie IV, si les diagnostics différentiels ont été exclus et si les patients sont considérés comme à haut risque de développer une SEP clairement définie.

Les patients sont à haut risque d'évolution en SEP clairement définie si :

- Dans le cas de patients monosymptomatiques :

3 des 4 critères suivants de dissémination spatiale sont remplis :

- au moins une lésion se rehaussant après injection de Gadolinium ou 9 lésions hyperintenses en T2,
- au moins 1 lésion infratentorielle,
- au moins 1 lésion juxta-corticale,
- au moins 3 lésions périventriculaire.

Et une dissémination temporelle doit être mise en évidence soit en détectant une lésion se rehaussant après injection de gadolinium au moins 3 mois après le SCI, soit en détectant une nouvelle lésion T2 au moins 30 jours après le SCI.

- Dans le cas de patients polysymptomatiques : seuls les critères de dissémination dans le temps sont requis.

Des études ont été réalisées pour démontrer l'efficacité de l'instauration des immunomodulateurs suite à un SCI :

- l'étude BENEFIT a comparé l'efficacité de l'instauration de l'interféron (IFN) β1b suite à un SCI versus placebo,
- l'étude CHAMPS a examiné l'efficacité de l'IFN β1a dans les mêmes circonstances,
- et l'étude PRECISE a jugé l'efficacité de l'acétate de glatiramère dans les mêmes circonstances.

L'étude BENEFIT (9,10) :

Cette étude s'est divisée en 3 phases :

- La phase IFN β1b versus placebo après un SCI (essai randomisé en double aveugle)

Critères d'inclusion : patients ayant fait un SCI et ayant au moins 2 lésions cliniques silencieuses à l'IRM.

468 patients ont été randomisés : 292 patients ont reçu l'IFN β1b et 176 patients ont reçu le placebo tous les 2 jours pendant 2 ans ou jusqu'au diagnostic de SEP clairement définie s'il a eu lieu avant la fin des 2 ans.

- La phase de suivi : les patients qui ont été jusqu'au terme de la phase précédente sont inclus dans cette nouvelle phase où tout le monde reçoit de l'IFN β1b pendant 3 ans.

418 patients sont entrés dans cette nouvelle phase et 392 patients l'ont terminée (soit 84% des patients). On distingue donc 2 groupes : les patients ayant reçu l'interféron dès le SCI (= Early treatment) et les patients ayant reçu l'interféron 2 ans après le SCI ou suite à un diagnostic de SEP clairement définie (= Delayed Treatment).

Résultats :

- 37% des patients ayant reçu l'interféron initialement ont développé une SEP clairement définie contre 51% des patients dans le groupe ayant reçu l'interféron tardivement.

➔ Le risque de passage en SEP clairement définie est réduit lorsque l'on introduit de l'IFN β1b dès le SCI.

- 16% des patients ayant reçu l'interféron initialement ont eu une progression de l'EDSS contre 24% dans l'autre groupe.

→ Le risque de progression du handicap est diminué lorsque l'IFN β1b est introduit après le SCI. L'instauration immédiate de cet interféron retarde donc la progression confirmée du handicap.

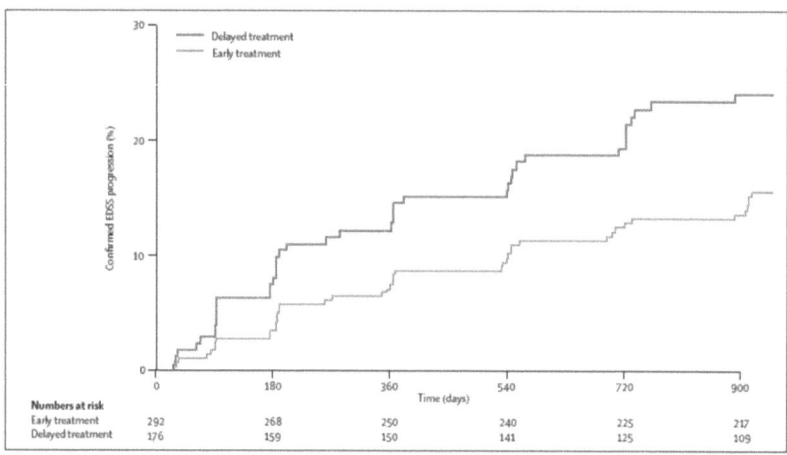

Figure 15 : Progression confirmée du handicap tous les 6 mois (9)

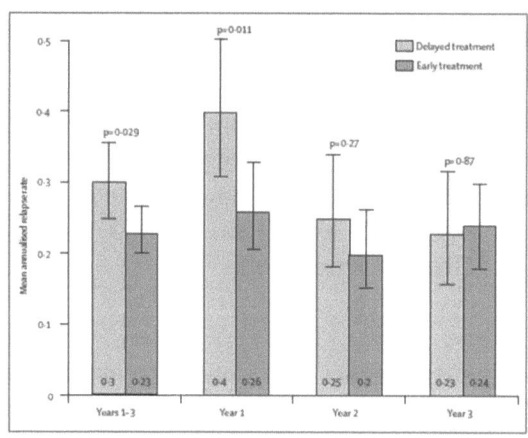

Figure 16 : Taux annualisé de poussées sur la période de l'étude (9)

o Une phase de suivi complémentaire de 2 ans : nouvelle analyse des résultats 5 ans après le début de la phase de suivi.

235 patients du 1er groupe (= Early Treatment), soit 80%, ont poursuivi l'étude et 123 patients du 2ème groupe (=Delayed Treatment), soit 70%, ont poursuivi l'étude.

Résultats :

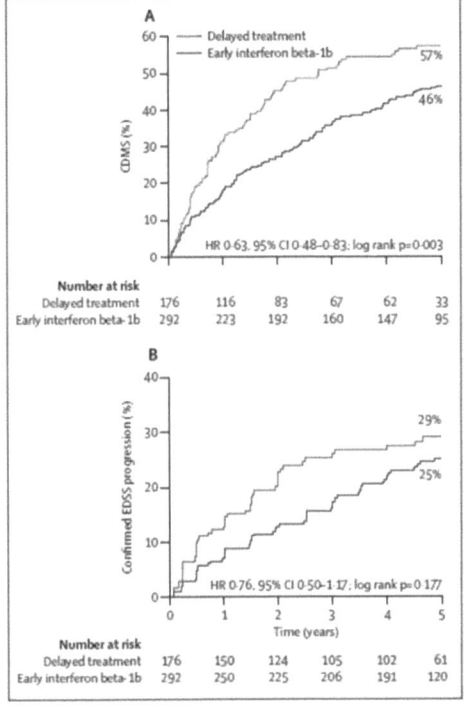

- 46% des patients ayant reçu l'interféron initialement ont développé une SEP clairement définie contre 57% des patients dans le groupe ayant reçu l'interféron tardivement.
- 25% des patients ayant reçu l'interféron initialement ont eu une progression de l'EDSS contre 29% dans l'autre groupe.

→ Après 5 ans de suivi, on observe toujours un bénéfice sur le risque de passage en SEP clairement définie en introduisant l'IFN β1b dès le SCI. Par contre la différence d'augmentation de l'EDSS n'est plus significative entre les 2 groupes après 5 ans.

Ce traitement débuté dès le SCI a également permis une réduction d'apparition de nouvelles lésions actives à l'IRM cérébrale.

Figure 17 : Résultats de l'étude de suivi complémentaire (10)

Les autres études suggèrent également que l'instauration précoce d'un traitement immunomodulateur après un SCI permet d'allonger le délai de survenue de la deuxième poussée. Ainsi, l'utilisation d'un traitement par interféron ou par acétate de glatiramère après un SCI est recommandée pour les patients à haut risque de passage en SEP clairement définie.

b. Prise en charge thérapeutique des formes rémittentes

1) Les immunomodulateurs (24,25,26)

a) Les interférons

La commercialisation des IFN β-1b, puis β-1a, à la fin des années 90, a constitué la première avancée thérapeutique majeure dans le domaine des formes rémittentes de SEP pour lesquelles aucun traitement spécifique n'était disponible. Ils constituent les traitements de première ligne.

o Mode d'action

Les interférons sont des cytokines indispensables dans le fonctionnement du système immunitaire. On en distingue deux types :
- les interférons de type 1 : ce sont les IFN α et β
- les interférons de type 2 qui sont les interférons γ

Les interférons de type 1 jouent un rôle important dans la défense anti-virale et ont une action immunomodulatrice.

A l'époque on soupçonnait une implication virale dans le développement de la SEP, des études ont donc été développées avec ces interférons de type 1 au vue de leurs propriétés anti-virales. Il est établit aujourd'hui, même si tous leurs mécanismes d'action ne sont pas entièrement élucidés, que les interférons agissent via une activité anti-inflammatoire et immunomodulatrice :

- Ils diminuent l'expression des molécules d'adhésion notamment VLA-4, ce qui diminue le passage des lymphocytes à travers la BHE
- Ils diminuent la sécrétion de métallo-protéinases, ce qui diminue la migration des lymphocytes à travers la matrice extra-cellulaire dans le SNC
- Ils diminuent l'expression du CMH de classe II, ce qui diminue la présentation d'antigène aux LT CD4. L'activation des LT CD4 est donc réduite ainsi que leur prolifération
- Ils inhibent la synthèse d'IFN γ, ce qui a pour conséquence de diminuer l'activation des macrophages et la production de TNF alpha
- Ils augmentent la production d'IL-10, ce qui est un climat cytokinique favorable à la différenciation des LT CD4 en LT CD4 TH2 qui est un profil anti-inflammatoire
- Ils inhiberaient également la différenciation des LT CD4 en LT CD4 TH17 et provoqueraient l'apoptose de ces derniers.

- Ils augmenteraient également l'activité cytopathique des cellules NKT.

o Différentes spécialités

Les essais avec l'interféron α ont rapidement été abandonnés en raison de ses effets secondaires. Les essais avec les interférons β ont, eux, aboutis à la commercialisation de 4 spécialités :

Spécialité	DCI	Dosage	Voie d'injection	Rythme d'injection
Avonex®	Interféron bêta-1a	6 MUI/mL	Intramusculaire	1 fois par semaine
Bétaferon®	Interféron bêta-1b	8 MUI/mL	Sous-cutanée	Tous les 2 jours
Extavia®	Interféron bêta-1b	8 MUI/mL	Sous-cutanée	Tous les 2 jours
Rebif®	Interféron bêta-1a	6 MUI/0,5mL - 22µg 12 MUI/0,5mL - 44µg	Sous-cutanée	3 fois par semaine

Figure 18 : les différents types d'interférons (24)

- *Bétaferon®*

L'IFN β1b est produit par génie génétique à partir d'une souche d'Escherichia coli (bactérie intestinale des mammifères) et présente quelques différences comparées à la forme humaine.

Le Bétaferon® a obtenu son AMM en 1995 et a pour indications thérapeutiques :

o Le traitement des patients ayant présenté un seul événement démyélinisant, accompagné d'un processus inflammatoire actif, s'il est suffisamment sévère pour nécessiter un traitement par corticostéroïdes par voie intraveineuse, si les diagnostics différentiels possibles ont été exclus et si ces patients sont considérés à haut risque de développer une SEP cliniquement définie.

o Le traitement des patients atteints de la forme rémittente-récurrente de SEP avec au moins deux poussées au cours des deux dernières années.

o Le traitement des patients atteints de la forme secondairement progressive de SEP, évoluant par poussées. »

L'IFN β1b a également donné lieu à la commercialisation d'Extavia® en 2008 pour les mêmes indications que le Bétaféron®.

- *Avonex®*

L'IFN β1a est produit, par génie génétique, sur culture de cellules ovariennes de hamsters chinois. Sa séquence d'acides aminés est identique à la forme naturelle d'IFN β.

Avonex® a obtenu son AMM en 2007 et a pour indications thérapeutiques :

- o Le traitement des patients ayant présenté un seul événement démyélinisant, accompagné d'un processus inflammatoire actif, s'il est suffisamment sévère pour nécessiter un traitement par corticothérapie par voie intraveineuse, si les diagnostics différentiels possibles ont été exclus et si ces patients sont considérés à haut risque de développer une SEP cliniquement définie.

- o Le traitement des patients atteints de SEP de forme rémittente avec deux poussées ou plus survenues au cours des trois années précédentes sans évidence de progression régulière entre les poussées.

Le traitement par Avonex® doit être interrompu chez les patients développant une forme progressive de SEP.

- *Rebif®*

Rebif® a obtenu son AMM en 1998 et a pour indication thérapeutique le traitement de la sclérose en plaques de type récurrente avec deux poussées ou plus survenues au cours des deux années précédentes.

- o <u>Effets indésirables et contre-indications</u>

L'IFNβ est généralement bien toléré, l'effet indésirable le plus important est le syndrome pseudo-grippal (fièvre, frissons, courbatures…) qui survient dans les 24 à 48 heures suivant l'injection et qui diminue avec le temps. Son intensité diminue le plus souvent avec la poursuite du traitement pour devenir plus rare après trois mois, mais chez certains patients il persiste à long terme. Ce syndrome est généralement résolutif sous paracétamol. Si ce n'est pas le cas, l'ibuprofène constitue une alternative intéressante car l'utilisation du paracétamol n'est pas toujours conseillée en raison de l'hépatotoxicité de l'IFNβ.

Les réactions au site d'injection sont fréquentes, en particulier chez les patients traités par voie sous-cutanée (rougeurs, indurations, ecchymoses, nécrose…). Il est donc important de varier les sites d'injection.

La survenue de céphalées représente une autre conséquence classique des traitements par interférons.

L'événement biologique indésirable le plus fréquent est la cytolyse hépatique avec une augmentation des ALAT observée chez plus d'un tiers des patients.

Les autres effets indésirables sont hématologiques (leucopénie, anémie, thrombopénie, neutropénie) ou neuropsychiques (dépression, suicide). On surveille donc mensuellement l'hémogramme et des transaminases pendant les six premiers mois de traitement puis tous les six mois.

Les contre- indications sont :

- Une hypersensibilité à l'IFN β ou à l'un des excipients
- Une grossesse
- Des troubles dépressifs sévères et/ou pensées suicidaires
- La décompensation d'une insuffisance hépatique (pour Betaferon® et Extavia®)

Les interférons sont des médicaments d'exception. Leur délivrance initiale et leur renouvellement est sont réservés aux neurologues.

b) L'acétate de glatiramère (=Copaxone®)

Les traitements de première ligne se sont enrichis en 2004 de l'acétate de glatiramère (AG).

o Mode d'action

C'est un copolymère de synthèse basé sur 4 acides aminés naturels : acide L-glutamique, L-alanine, L-tyrosine et L-lysine. Son mécanisme d'action repose sur son analogie avec la protéine basique de myéline (MBP) mais il n'est pas non plus entièrement élucidé :

- En périphérie, l'AG se lie au CMH de classe II présent sur les cellules présentatrices d'antigènes. Par son analogie avec la MBP, il entre en compétition avec les antigènes myéliniques pour cette liaison. L'AG est présenté aux LT, ceux-ci prolifèrent et se différencie en LT CD4 TH2.

- Ces lymphocytes pénètrent dans le SNC où ils sont réactivés par des antigènes locaux apparentés à la myéline, ce qui stimule la synthèse de cytokines antiinflammatoires comme l'IL-10 qui régulent négativement les cellules Th1 afin que la réaction inflammatoire puisse s'estomper. Par conséquent, on observe une diminution de la synthèse d'IFN-γ et de TNF-α qui sont des cytokines pro-inflammatoire produites par les LT TH1.
- L'AG induit la prolifération des LT régulateurs.
- Les LT activés par l'AG sécréteraient du BDNF (« Brain Derived Neurotrophic Factor »). Cette molécule confère aux cellules la produisant un rôle neuroprotecteur. Le BDNF peut en effet empêcher la dégénérescence neuronale mais aussi favoriser la remyélinisation.

o <u>Indication thérapeutique et posologie</u>

Il a pour indication thérapeutique le traitement de la SEP rémittente caractérisée par au moins deux poussées récurrentes de troubles neurologiques au cours des deux années précédentes.

La posologie recommandée est de 20 mg d'AG administrés une fois par jour, par voie sous-cutanée.

o <u>Effets indésirables et contre-indications</u>

Les effets indésirables fréquents sont des réactions aux sites d'injection : érythème, induration, douleur, prurit, œdèmes, inflammation. Cela impose de changer de site d'injection chaque jour (abdomen, bras, hanche ou cuisse).

Des réactions immédiates post-injection ont été décrites : vasodilatation, oppression thoracique, dyspnée, palpitation et tachycardie, arthralgies, rash cutané, sudation, lymphadénopathies, tremblements, œdème de la face, œdèmes périphériques, syncope.
De rares cas de réactions anaphylactoïdes, de convulsions ont été identifiés.

Au niveau biologique, on peut observer une augmentation des transaminases et une modification de la formule leucocytaire. On surveille donc les transaminases et la NFS régulièrement comme pour les IFN.

L'AG est contre-indiquée en cas d'hypersensibilité et l'utilisation de ce médicament est déconseillée durant la grossesse et l'allaitement.

L'AG est également un médicament d'exception. La prescription initiale et le renouvellement sont réservés aux spécialistes en neurologie.

c) Un produit est-il plus efficace que les autres ?

Cinq études ont été publiées à ce jour :

- une étude danoise (IFN-β1a en SC versus IFN-β1b en SC),
- l'étude EVIDENCE (IFN-β1a en SC versus IFN-β1a en IM),
- l'étude INCOMIN (IFN-β1b en SC versus IFN-β1a en IM),
- les études BECOME et BEYOND (IFN-β1b en SC versus acétate de glatiramère)
- et l'étude REGARD (IFN-β1a en SC versus acétate de glatiramère).

Ces études ont mis en évidence :

- une efficacité modérément supérieure des IFN β administrés par voie sous-cutanée plusieurs fois par semaine par rapport à l'Avonex® administré par voie intramusculaire une seule fois par semaine,

- une efficacité équivalente entre les trois specialités d'IFN-β administrées par voie sous-cutanée (Betaferon®, Extavia® et Rebif®),

- une efficacité équivalente entre ces IFN β administrés par voie sous-cutanée et l'AG.

d) Un produit est-il mieux toléré que les autres ?

Avonex® paraît mieux toléré en ce qui concerne les réactions au site d'injection qui représentent une barrière importante à l'observance et à la poursuite du traitement dans le long terme.

Ces molécules différent également par leur immunogénicité c'est-à-dire par leur capacité à provoquer une synthèse d'anticorps dirigés contre elles. Cette réaction est retrouvée chez la quasi-totalité des patients traités par AG mais ces anticorps ne semblent pas compromettre l'efficacité du traitement. A l'inverse, les anticorps anti-IFN sont détectés plus rarement (dans 10 à 30% des cas) mais ils semblent diminuer l'activité thérapeutique de la molécule.

L'arrêt de l'IFN doit donc être envisagé et un relai par AG ou par un immunosuppresseur doit être proposé en fonction de la situation clinique.

2) Les immunosuppresseurs (28,29,30,31,32,33)

a) Le natalizumab (=Tysabri®)

L'arrivée du natalizumab a inauguré l'ère des immunosuppresseurs sélectifs.

o Mode d'action

Le natalizumab est un anticorps monoclonal humanisé se liant de façon sélective à la chaine α4 de l'intégrine α4β1 des lymphocytes T. Cette liaison empêche l'interaction de l'intégrine avec le ligand VCAM-1 présent sur les cellules endothéliales. Cette action bloque l'adhésion des lymphocytes T aux cellules endothéliales et donc la migration de ceux-ci à travers la BHE. Cela aboutit à une diminution de l'activité inflammatoire cérébrale et contribue ainsi à diminuer la formation ou l'extension des lésions de SEP.

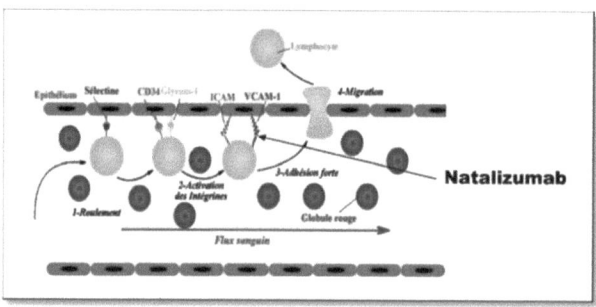

Figure 19 : Mode d'action du natalizumab (15)

o Indications thérapeutiques et posologie

L'étude AFFIRM a comparé le natalizumab à un placebo sur 2 ans chez l'adulte uniquement.
Elle a inclus 942 patients dont 627 patients traités par natalizumab et 315 par placebo et dont la maladie évoluait en moyenne depuis 5 ans. Environ 60 % d'entre eux avaient eu une poussée dans l'année précédente et 40% avaient eu deux poussées ou plus.

A l'issue des 2 ans, il a été observé une :

- diminution de 42 % du risque de progression du handicap
- réduction de 68 % du taux annualisé de poussées
- réduction de 83 % du nombre de lésions T2 hyperintenses, nouvelles ou en cours de réactivation
- réduction de 92 % du nombre moyen de lésions rehaussées par le gadolinium.

Cette étude a permis l'obtention de l'AMM du Tysabri® en 2006 avec pour indication thérapeutique le traitement de fond des formes très actives de SEP rémittente pour les groupes de patients suivants :

- Les patients adultes âgés de 18 ans et plus présentant une forme très active de la maladie malgré un traitement complet (=ayant duré au moins un an) et bien conduit par IFN β.

Les patients doivent avoir présenté au moins 1 poussée au cours de l'année précédente alors qu'ils étaient sous traitement et doivent présenter au moins 9 lésions hyperintenses en T2 à l'IRM cérébrale ou au moins 1 lésion rehaussée après injection de gadolinium.

Un « non répondeur » peut également être défini comme un patient dont le taux de poussées n'a pas changé ou a augmenté par rapport à l'année précédente ou qui continue à présenter des poussées sévères.

- Les patients âgés de 18 ans et plus présentant une SEP rémittente sévère et d'évolution rapide, définie par 2 poussées invalidantes ou plus au cours d'une année associées à 1 ou plusieurs lésion(s) rehaussée(s) après injection de gadolinium sur l'IRM cérébrale ou une augmentation significative de la charge lésionnelle en T2 par rapport à une IRM antérieure récente.

Le Tysabri® est administré en perfusion intraveineuse lente une fois par mois.

La poursuite du traitement devra être reconsidérée soigneusement chez les patients ne présentant aucun signe de bénéfice thérapeutique au-delà de 6 mois.

La prolongation du traitement après 2 ans ne devra être envisagée qu'après une réévaluation du rapport bénéfices-risques.

o Effets indésirables et contre-indications

Les effets indésirables fréquents sont : hypersensiblité, infection urinaire, mal de gorge et écoulement nasal, frissons, urticaire, maux de tête, vertiges, nausées et vomissements, douleurs articulaires, fièvre, fatigue.

Plus rarement, on observe :

- Des infections opportunistes

La Leucoencéphalite Multifocale Progressive (LEMP) est une encéphalopathie d'évolution subaiguë et évolutive, due à la réactivation du virus JC, touchant le SNC et souvent fatale dans les 6 mois suivant le diagnostic.

Des cas d'infections herpétiques (virus Varicelle-Zona, virus Herpès-Simplex) sont un peu plus fréquents chez les patients traités par natalizumab.

- L'apparition d'anticorps anti-natalizumab

Ils doivent être dosés en cas de réactions liées à la perfusion et d'inefficacité du traitement au-delà de 6 mois, ou de reprise du natalizumab après une période prolongée sans traitement.

Le natalizumab est contre-indiqué :

- en association avec l'IFN β et l'AG
- chez les patients présentant un risque accru d'infections opportunistes, en particulier les patients immunodéprimés (patients sous traitement immunosuppresseur ou patients immunodéprimés par des traitements antérieurs, par exemple mitoxantrone ou cyclophosphamide);
- chez les patients ayant un cancer en évolution à l'exception des cancers basocellulaires.
- chez les patients âgés de moins de 18 ans.

o Recommandations

Le traitement par natalizumab nécessite beaucoup de précautions :

→ Le prescripteur devra prendre la décision d'instaurer le traitement par Tysabri® après évaluation de façon individuelle du bénéfices/risques du traitement.

→ Avant instauration du natalizumab, le prescripteur doit vérifier l'absence d'immunodépression à l'aide d'un bilan biologique comprenant une NFS, un dosage pondéral des classes d'immunoglobulines, une numération des LT CD4 et CD8, B et une sérologie VIH.

→ Une IDR à la tuberculine et une radiographie du thorax doivent être faite pour rechercher une tuberculose latente ou en cours d'évolution.

→ Les réactions allergiques nécessitent l'arrêt définitif du traitement. Ce risque doit être envisagé à chaque perfusion.

Les patients ayant reçu le natalizumab pendant une période initiale courte (1 ou 2 perfusions) suivie d'une période prolongée (3 mois ou plus) sans traitement sont plus à risque de présenter des réactions allergiques dès la reprise du traitement.

→ Le traitement doit être instauré et surveillé par des neurologues, ayant l'expérience du diagnostic et du traitement des affections neurologiques inflammatoires, dans des centres bénéficiant d'un accès rapide à l'IRM afin de pouvoir déceler rapidement une LEMP et possédant le matériel nécessaire à la prise en charge d'éventuelles réactions d'hypersensibilité.

→ Il est obligatoire de réaliser une IRM préalablement à l'instauration du traitement (sauf si l'IRM a été réalisée dans les 3 mois précédents) afin de pouvoir comparer les clichés en cas de suspicion de LEMP.

Les patients sous IFN β ou AG peuvent avoir leur traitement remplacé directement par le natalizumab à condition qu'il n'y ait pas d'anomalies significatives imputables au traitement, par exemple une neutropénie. Dans le cas contraire, le traitement ne sera instauré qu'après normalisation des examens biologiques.

Chez les patients ayant reçu un traitement antérieur par immunosuppresseur, le risque de LEMP est plus élevé et il faudra veiller à laisser un délai suffisant pour permettre la reconstitution du système immunitaire.

→ Les patients traités par Tysabri® doivent recevoir une carte patient spéciale et être informés des risques associés. Après 2 ans de traitement, ces risques devront être rappelés aux patients, particulièrement le risque accru de LEMP. Les patients et leur entourage devront être informés des signes et symptômes précoces évocateurs de LEMP.

b) Le fingolimod (=Gilenya®)

Le Fingolimod est le premier traitement oral de la SEP rémittente.

- Mode d'action

C'est un dérivé de la myriocine, composé immunosuppresseur trouvé dans un champignon utilisé en médecine traditionnelle chinoise.
Il est métabolisé dans l'organisme en fingolimod phosphorylé qui est le métabolite actif et qui est un modulateur des récepteurs de la sphingosine-1-phosphate (=S1P) présents sur les lymphocytes.

La S1P est un médiateur endogène qui se fixe progressivement sur ses récepteurs lymphocytaires. Le gradient de concentration croissant en S1P induit la sortie des lymphocytes des ganglions lymphatiques préalablement activés via les CpAg.

Le fingolimod, par antagonisme de ces récepteurs, provoque une inhibition de la sortie des lymphocytes (LT et LB) des ganglions lymphatiques.
Cela induit donc une diminution du taux de lymphocytes au niveau périphérique, ce qui diminue donc la pénétration des lymphocytes au niveau du SNC et la cascade inflammatoire induite.

On observe donc une lymphopénie ; cependant, la survie des lymphocytes est inchangée. De ce fait, il peut être difficile de le classer comme un immunomodulateur ou un immunosuppresseur. Cet effet sur la distribution des lymphocytes est entièrement réversible à l'arrêt du traitement.

Il a été noté que les lymphocytes naïfs et mémoires qui expriment le récepteur à la chiomiokine CCR7 sur leur surface, sont retenus préférentiellement, tandis que les LT mémoires capables d'une down-régulation du CCR7 à leur surface ne dépendent pas de la signalisation de S1P et peuvent donc librement migrer en dehors des ganglions lymphatiques.
Ce qui maintient une surveillance immunitaire périphérique.

Les LT régulateurs expriment des niveaux inférieurs de S1P1 et l'expérimentation sur des souris a montré que leur nombre dans la rate et les ganglions lymphatiques augmentait sous traitement par fingolimod.

Les cellules endothéliales humaines expriment à haut niveau les récepteurs S1P1 et S1P3. Le fingolimod promouvoie ainsi l'adhérence entre les cellules de la BHE et diminue la perméabilité de cette dernière.

Le fingolimod, en raison de sa structure lipophile, peut traverser la BHE. Il favoriserait le recrutement et la différenciation des oligodendrocytes et diminuerait l'activation des cellules de la microglie.

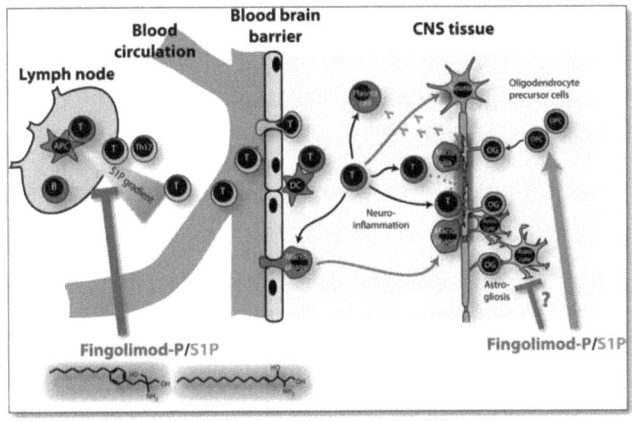

Figure 20 : Mode d'action du fingolimod (32)

o Indications thérapeutiques et posologie

L'étude FREEDOMS (34) :

Cette étude internationale (dans 22 pays) de phase III a examiné sur 24 mois l'efficacité du fingolimod à deux dosages différents (1,25 et 0,5 mg/j) contre un placebo chez 1272 patients ayant une SEP rémittente.

Les deux doses de fingolimod (1,25 mg et 0,5 mg) ont été associées à des taux annualisés de poussées significativement inférieurs par rapport placebo avec une réduction de 60 % pour le groupe traité par fingolimod à 1,25 mg et 54 % pour le groupe traité par fingolimod à 0,5 mg.
Le pourcentage de patients libres de poussées à 24 mois était de 74,7 % pour le fingolimod à 1,25mg et de 70,4 % pour le fingolimod à 0,5 mg contre 45,6 % sous placebo.

Le fingolimod a réduit significativement le délai d'apparition d'une progression confirmée du handicap sur trois mois comparativement au placebo. Le pourcentage de patients sans progression confirmée était de 83,4 % et 82,3 %, respectivement pour 1,25 et 0,5 mg comparés au placebo (75,9 %).

Au niveau de l'IRM, chez les patients ayant reçu le fingolimod, on observe moins de rehaussement des lésions après l'injection de gadolinium : ce qui signifie moins de lésions actives. La réduction du volume cérébral est également ralentie.

L'étude TRANSFORMS (35,36) :

Cette deuxième étude internationale de phase III menée en parallèle en 2006 a comparé l'efficacité du fingolimod (aux doses de 0.5 mg et 1.25 mg/jour) par rapport à l'IFN-ß1a (Avonex ®, 30 µg/semaine) pendant 12 mois chez 1292 patients avec une SEP rémittente. 89% de ces patients ont achevés l'étude (soit 1153 patients).

Le taux annualisé de poussées était significativement plus bas dans les deux groupes recevant le fingolimod : 0,16 dans le groupe 0,5 mg (soit 52%), 0,2 dans le groupe 1,25 mg (soit 32%) contre 0,33 dans le groupe de patients sous IFN (soit 32%).
Le délai de survenue de la première poussée confirmée était supérieur dans les deux groupes de patients sous fingolimod par rapport à l'IFN et la proportion de patients sans poussée après un an également : 79,8 % pour le groupe fingolimod à 1,25 mg, 82,6 % pour le fingolmod à 0,5 mg contre 69,3 % pour l'IFN.

Aucune différence significative parmi les groupes d'étude n'a été relevée en ce qui concerne la progression du handicap. L'essai était probablement trop court pour atteindre la signification pour ce critère secondaire.

Après 12 mois, la proportion de patients sans lésions rehaussées par le gadolinium sur l'IRM était significativement réduite dans les groupes traités par fingolimod par rapport au groupe IFN (90–91 % pour les groupes traités par fingolimod et 81 % pour le groupe traité par IFN).
Le nombre moyen de lésions rehaussées par le gadolinium et le volume de ces lésions étaient également significativement différents.
Aucun changement significatif n'a été observé pour le volume lésionnel en T2 ou en T1 dans les différents groupes.

Cette étude a donc montré qu'une prise par jour par voie orale de fingolimod avait une efficacité supérieure à celle de l'IFN β1a administré par une injection intramusculaire hebdomadaire.

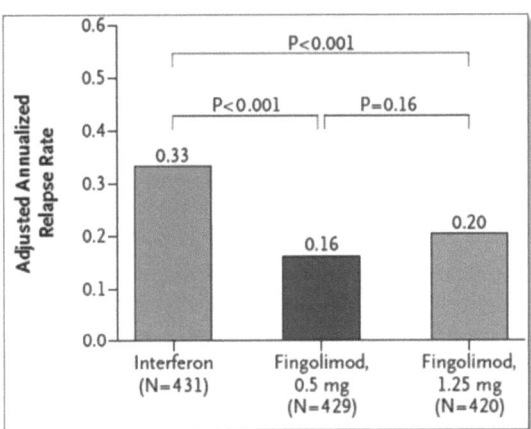

Figure 21 : Taux annualisé de poussées en fonction de la molécule (35)

Cette étude TRANSFORMS a été prolongée. Cette extension avait 2 buts : évaluer l'effet d'un passage de l'IFN β1a au fingolimod et étudier plus de 24 mois les patients traités à l'origine par fingolimod.

Les patients qui ont reçu aléatoirement 0·5 mg ou 1·25 mg de fingolimod quotidiennement dans l'étude principale ont continué avec le même traitement dans cette extension et les patients qui ont à l'origine reçu l'Avonex® ont aléatoirement reçu 0,5 mg ou 1,25 mg de fingolimod.
87% des patients ayant participé à l'étude principale ont participé à cette extension.

Résultats :

Significativement, les patients traités par Avonex® dans l'étude principale ont eu moins de rechutes après avoir commuté avec le fingolimod. De plus, après la commutation, l'IRM a montré une réduction du nombre de nouvelles lésions, un ralentissement de la réduction du volume cérébral. Par contre, aucune modification du score EDSS n'a été observée.

Pour les patients ayant continué le traitement par fingolimod, on constate un maintien de ce taux diminué de poussées. L'IRM montre également une réduction du nombre de nouvelles lésions. La perte de volume cérébral est similaire à l'année précédente.

Une 3ème étude est en cours (l'étude INFORME) pour examiner l'efficacité du fingolimod sur la progression de la maladie chez les patients atteints de SEP primaire progressive.

Ces études ont permis au fingolimod (=Gilenya®) d'obtenir une autorisation de mise sur le marché européenne en mars 2011 pour les mêmes indications que le Tysabri® soit : le traitement de fond, en monothérapie, des formes très actives de SEP rémittente pour les groupes de patients suivants :

- Les patients présentant une forme très active de la maladie malgré un traitement complet (=ayant duré au moins un an) et bien conduit par IFN β.

Les patients doivent avoir présenté au moins une poussée au cours de l'année précédente alors qu'ils étaient sous traitement et doivent présenter au moins 9 lésions hyperintenses en T2 à l'IRM cérébrale ou au moins une lésion rehaussée après injection de gadolinium.

Un « non répondeur » peut également être défini comme un patient dont le taux de poussées n'a pas changé ou a augmenté par rapport à l'année précédente ou qui continue à présenter des poussées sévères.

- Les patients présentant une SEP rémittente sévère et d'évolution rapide, définie par deux poussées invalidantes ou plus au cours d'une année associées à une ou plusieurs lésion(s) rehaussée(s) après injection de gadolinium sur l'IRM cérébrale ou une augmentation significative de la charge lésionnelle en T2 par rapport à une IRM antérieure récente.

Les études dans la SEP ont concerné trois doses (0,5 mg, 1,25 mg et 5,0 mg) mais compte-tenu de l'absence de différence d'effet thérapeutique entre les doses et d'un meilleur profil de tolérance avec la dose 0,5 mg, celle-ci a été retenue à la posologie de un comprimé par jour pendant ou en dehors des repas.

En cas d'omission d'une dose, le traitement doit être poursuivi en prenant la dose suivante comme prévu.

- <u>Effets indésirables et contre-indications :</u>

Les récepteurs à la S1P ne sont pas uniquement présents sur les lymphocytes. En effet, le fingolimod phosphorylé se fixe à 4 des 5 sous-types de récepteur : S1P1, S1P3, S1P4, S1P5. Cela induit des effets indésirables.

Dans les différentes études les principaux EI associés au fingolimod étaient :

- des infections des voies aériennes supérieures et inférieures, des céphalées, des troubles digestifs.
- des effets cardiovasculaires : bradycardie et BAV, élévation de la pression artérielle

- des œdèmes maculaires
- des infections
- une toxicité hépatique : des augmentations des alanines aminotransferases (ALAT) à au moins trois fois la limite supérieure de la normale ont été observées dans 8 à 12 % des cas selon les doses.

Le taux de lymphocytes du sang périphérique chute à environ 20 à 30 % de la valeur de départ. Cette lymphopénie était attendue compte-tenu du mode d'action du produit. Les taux reviennent à la normale environ 45 jours après l'arrêt du traitement. Des chutes sévères (< 200/mm3) sont rares mais possibles et justifient l'arrêt du traitement.

La durée limitée d'exposition et l'existence de cas rapportés de cancers cutanés et autres néoplasies malignes ne permet pas d'écarter un risque cancérogène lié à la prise du produit.

o Recommandations

Afin d'encadrer la mise à disposition de ce médicament, un plan de gestion des risques européen a été élaboré et mis en œuvre en France dès sa commercialisation (55). Il comprend notamment la mise à disposition de documents d'information destinés aux médecins et aux patients, ainsi que des études de sécurité d'emploi qui permettront de mieux connaître le profil de sécurité du produit dans les conditions réelles d'utilisation.

- Toutes les études ont montré un risque de bradycardie suivant la première administration de Gilenya®. Cela impose une surveillance médicale étroite pendant les 6 premières heures qui suivent cette administration avec une hospitalisation de 24h.

Avec la poursuite du traitement, on observe un retour à la normale de la fréquence cardiaque en un mois.
Les patients doivent ensuite être surveillés à intervalles réguliers pendant le traitement et d'autres précautions doivent être mises en place :

- Une NFS doit être faite avant l'instauration du traitement puis régulièrement et en cas de signe d'infection.

- Un bilan ophtalmique doit être fait entre 3 et 4 mois après l'instauration du traitement, immédiatement en cas d'apparition de troubles visuels et régulièrement en cas de diabète ou d'antécédent d'uvéite.

- Un bilan hépatique doit être effectué à 1, 3 et 6 mois après l'instauration du traitement, puis régulièrement ensuite et immédiatement en cas de signes d'atteinte hépatique.

- La pression artérielle doit être vérifiée régulièrement.

- Compte tenu de son potentiel tératogène, une grossesse devra être évitée pendant le traitement.

Le traitement doit être instauré et supervisé par un médecin expérimenté dans la prise en charge de la SEP.

Si le traitement est interrompu pendant plus de 2 semaines, il doit être réinitié en milieu hospitalier.

Les patients peuvent passer directement de l'IFN β ou de l'AG au Gilenya® à condition qu'ils ne présentent pas de signes d'anomalies significatives liées au traitement, par exemple une neutropénie.

Les contre-indications sont :

- un syndrome d'immunodéficience connu,
- une infection active sévère, une infection chronique active (hépatite, tuberculose),
- un cancer en évolution, à l'exception des carcinomes cutanés basocellulaires,
- une insuffisance hépatique sévère,
- une hypersensibilité à la substance active ou à l'un des excipients,
- la co-administration de médicaments antiarythmiques de classe IA ou de classe III.

Prudence en cas d'utilisation du Gilenya® chez des patients ayant une maladie cardiaque ou prenant, de façon concomitante, des médicaments connus pour diminuer la fréquence cardiaque comme les β-bloquants.
Prudence également en cas de co-administration avec des médicaments inhibiteurs du cytochrome P 3A4 comme les anti-fongiques azolés qui vont augmenter l'exposition au fingolimod.

c) La Mitoxantrone (=Elsep®)

o Mécanisme d'action

La Mitoxantrone est une anthracenedione synthétique, inhibitrice de la topoisomerase II, utilisée initialement pour traiter les cancers de la prostate, du sein ou les leucémies aiguës. Elle a été étudiée dans la SEP pour ses propriétés cytotoxiques.

o Indications thérapeutiques et posologie

Trois études contrôlées randomisées ont été réalisées (11):

- *Une étude italienne* (Millefiorini et al., 1997)

Cette étude a comparé la mitoxantrone (8 mg/m2 par mois) versus placebo chez 51 patients ayant une SEP rémittente durant un an et ces patients ont été suivis pendant deux ans.
Une réduction de 70 % de la fréquence des poussées a été observée dans le groupe prenant de la mitoxantrone.
Une aggravation de l'EDSS d'au moins un point a été observée chez 37 patients sous placebo, dont 25 dès la première année, contre 7 sous mitoxantrone, et dans tous les cas la première année.
Une diminution non significative du nombre de nouvelles lésions en T2 en IRM a été obervée sous mitoxantrone.

- *Une étude française* (Edan et al., 1997)

Cette étude a comparé la mitoxantrone (20mg en IV chaque mois suivi, chaque mois, d'une perfusion de 1g de méthylprednisolone pendant 6 mois) versus méthylprednisolone (1g en IV chaque mois) chez 42 patients ayant une SEP rémittente ou secondairement progressives avec moins de dix ans d'évolution et un EDSS inférieur à 6,5, mais très active cliniquement (deux poussées avec séquelles ou aggravation de 2 points d'EDSS depuis moins d'un an) et à l'IRM (au moins une nouvelle lésion rehaussée par le gadolinium à l'une des trois IRM de la période de screening entre M-2 et M0).

Le critère principal de cette étude était l'évaluation IRM.

Dans le groupe traité par mitoxantrone + méthylprednisolone, 90 % des patients n'ont eu aucune nouvelle lésion rehaussée par le gadolinium à M6 contre 30 % dans le groupe traité uniquement par méthylprednisolone.

Le nombre moyen de nouvelles lésions sur les séquences T2 était également inférieur dans le groupe traité par mitoxantrone et méthylprednisolone.

7 patients ont fait une poussée dans le groupe mitoxantrone + méthylprednisolone contre 31 dans le groupe traité uniquement par méthylprendisolone.

Une amélioration de l'EDSS a été observée dans le groupe mitoxantrone + méthylprednisolone.

- *Une étude regroupant des patients de Belgique, Hongrie, Pologne et Allemagne* (Hartung et al. 2002)

Cette étude a comparé, pendant 2 ans, la mitoxantrone (12 mg/m² en IV) versus placebo chez 194 patients ayant une SEP d'aggravation rapide, soit rémittente soit secondairement progressive avec des séquelles ayant acquis au moins un point d'EDSS depuis 18 mois et ayant un EDSS initial entre 3 et 6.

Les bénéfices concernant les poussées et l'EDSS chez les patients traités par mitoxantrone ont été retrouvés dans cette étude.

Une phase d'extension sans traitement a montré, qu'après 36 mois, 6 % des patients du groupe traité par mitoxantrone s'étaient aggravés d'un point d'EDSS contre 42 % dans le groupe placebo.

Ces études ont permis à la mitoxantrone d'obtenir une AMM en 2003 avec pour indication thérapeutique : le traitement de formes agressives de SEP rémittente ou secondairement progressive.

L'agressivité est définie par :

- deux poussées, l'une et l'autre avec séquelles au cours des 12 derniers mois et une nouvelle lésion rehaussée par le gadolinium à une IRM datée de moins de trois mois.

Ou

- une progression de deux points de l'EDSS au cours des 12 mois précédents.

Posologie : une perfusion mensuelle avec une dose totale de 120 mg/m² maximum.

o Effets indésirables et contre-indications

Les effets indésirables de la mitoxantrone sont une aménorrhée qui peut être définitive, une cardiotoxicité dose-dépendante et un risque de leucémie aigüe.

Ce traitement ne devra donc être utilisé qu'après évaluation du bénéfices/risques et notamment du risque hématologique et cardiaque.

Un accord de soin du patient avant de commencer le traitement est requis ainsi qu'un
suivi des patients pendant 5 ans après la fin du traitement car ces complications peuvent se déclarer tardivement après l'arrêt du traitement.

L'utilisation prolongée de ce produit n'est pas possible du fait du risque cardiotoxique. Une utilisation sur une période transitoire a donc été envisagée pour agir sur la courbe évolutive de formes très inflammatoires de SEP.
Le traitement est ainsi limité à six mois et son effet n'étant pas définitif, un relais par immunomodulateur est nécessaire.

Les contre-indications sont :

- un précédent traitement par la mitoxantrone ou par un anticancéreux de la famille des anthracyclines,
- une maladie cardiaque,
- une atteinte de la moelle osseuse,
- un antécédent de leucémie ou de lymphome,
- des anomalies de la numération formule sanguine,
- une insuffisance hépatique,
- une association avec le vaccin contre la fièvre jaune,
- grossesse,
- allaitement.

Ce médicament fait partie de la réserve hospitalière et sa prescription est réservée aux neurologues.

d) Le Cyclophosphamide (=Endoxan)

Le cyclophosphamide est un agent alkylant agissant par intercalation dans l'ADN, et interfère avec la mitose et la réplication cellulaire. Il est utilisé en cancérologie et dans le traitement des maladies auto-immunes.

Le cyclophosphamide est utilisé empiriquement dans la SEP. Les différents essais évaluant son efficacité sont difficilement comparables et rapportent des résultats le plus souvent contradictoires.

Le cyclophosphamide a la capacité de diminuer la réponse de type Th1 proinflammatoire au profit d'une réponse Th2 et diminue la sécrétion d'IFN-γ et d'IL-12. Cela permet d'obtenir une stabilité clinique et de diminuer le taux de poussées.

Concernant les effets indésirables : il entraîne une alopécie, des nausées, des infections, un risque accru de cancer...

Il est utilisé par voie intraveineuse dans les formes agressives ou réfractaires aux autres traitements.

3) Les traitements d'avenir

a) L'Alemtuzumab (=Lemtrada®, Campath®)

Cet anticorps monoclonal humanisé est dirigé contre le récepteur CD52, exprimé à la surface des lymphocytes B et T et des monocytes. Ce traitement entraîne une lyse de ces cellules après fixation de l'anticorps sur son récepteur et activation du complément.

L'effet anti-inflammatoire aigu de l'alemtuzumab est suivi immédiatement de l'apparition d'une forme distincte de repopulation de lymphocytes T et B qui se poursuit dans le temps. Cette repopulation crée un système immunitaire rééquilibré qui pourrait réduire l'activité de la SEP.

Etudes réalisées dans la SEP (62):

Une étude de phase 2, a comparé l'alemtuzumab au Rebif® de 2002 à 2004. Des patients ayant une SEP non traitée, malades depuis maximum 3 ans, avec un EDSS de 3 maximum, ayant eu deux poussées les deux années précédentes, au moins une lésion rehaussée par le gadolinium sur les IRM ont été inclus.

334 patients ont été randomisés en 3 groupes :
- Un groupe a reçu du Rebif® 44µg trois fois par semaine
- Un groupe a reçu de l'alemtuzumab 12 mg/j
- Un groupe a reçu de l'alemtuzumab 24mg/j

Les injections d'alemtuzumab ont été effectuées par cycles : un cycle de 5 jours la première année puis un cycle de 3 jours les années suivantes.

Les injections ont été suspendues en 2005 après la découverte de 3 cas de thrombopénie auto-immune dont un participant est décédé. La suspension de l'alemtuzumab a été levée en 2008.

Résultats :

Malgré l'arrêt de l'étude, après un suivi médian de plus de deux ans, l'analyse a évalué le taux annualisé de poussées, le taux de participants sans SAD (=Sustained accumulation of disability) pendant 3 et 6 mois et sans CAD.
Dans cette étude, le SAD est défini comme une augmentation de l'EDSS de 1 point si l'EDSS était supérieur à 0 et de 1.5 points si l'EDSS était égal à 0 et le CAD est l'association du taux de poussées et du SAD.

Cette analyse a montré une différence significative en faveur des deux doses d'alemtuzumab (24 et 12 mg) avec une réduction relative du taux annualisé de poussées par rapport aux patients traités par IFN de 73.6%.

Le taux de patients libres de toute poussée et de toute augmentation de l'EDSS de 1 point ou de 1.5 point pendant 6 mois est beaucoup plus important dans le groupe traité par alemtuzumab (71.5%) que dans le groupe traité par IFN (42.6%).

Une extension de 5 ans de cette étude a été réalisée et 198 des 334 patients initiaux ont été randomisés.

Résultats :

Le risque de SAD est toujours plus faible dans le groupe ayant reçu l'alemtuzumab que dans le groupe ayant reçu l'IFN. Le taux annualisé de poussées est également plus faible dans le groupe ayant reçu l'alemtuzumab.

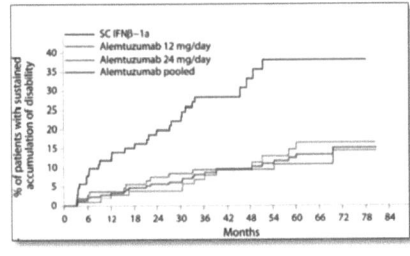 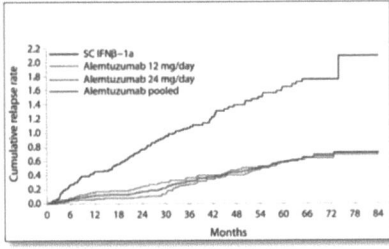

Figure 22 : Résultats de l'essai sur la mitoxantrone (62)

Concernant les effets indésirables : le plus souvent, des réactions au point d'injection et des infections, dont la sévérité a été d'une manière générale légère à modérée, ont été déclarées. Quelques événements indésirables auto-immuns ont été observés chez certains patients : thrombopénie, thyroidite.

Suite à ces résultats, une demande d'AMM a été déposée en juin 2012 auprès de l'Agence Européenne du médicament.

b) Le tériflunomide

C'est le métabolite acif du léflunomide utilisé pour traiter la polyarthrite rhumatoïde. Il inhibe la prolifération des lymphocytes T et B et induit la production de cytokines TH2.

c) Le laquinimod

C'est un immunomodulateur induisant la production de cytokines TH2.

d) Le BG 12

C'est la formulation orale du diméthyl-fumarate utilisé en Allemagne dans le traitement du psoriasis. Il induit l'apoptose des lymphocytes T et la production de cytokines TH2.

e) Le Rituximab

C'est un anticorps monoclonal anti-CD20 agissant par déplétion des lymphocytes B.

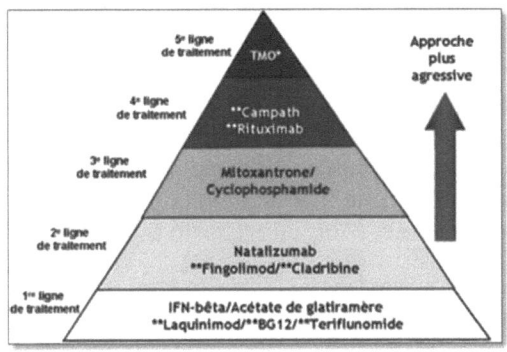

Figure 23 : Escalade thérapeutique dans la SEP (61)

** = molécules en cours d'essais cliniques sauf pour le Gilenya® nouvellement apparu sur le marché.
TMO = transplantation de cellules souches de moelle osseuse

Les possibilités thérapeutiques dans les formes progressives sont actuellement restreintes. Dans la forme primaire progressive, aucun traitement n'a fait la preuve de son efficacité et n'est validé. Certaines molécules sont prescrites hors AMM comme le cyclophosphamide, en début de maladie, avec pour objectif une stabilisation du handicap. Le fingolimod est actuellement en essai thérapeutique pour la forme primaire progressive.

3. Prise en charge des symptômes

Le traitement symptomatique est primordial pour améliorer la qualité de vie des patients.

a. Les troubles urinaires

Ils sont très fréquents au cours de la SEP puisque le système urinaire est sous le contrôle du SNC et ils sont très pénibles socialement. Il faut donc absolument les traiter pour améliorer la qualité de vie.

Dans le cas d'une une vessie hyperactive, les anticholinergiques donnent de bons résultats. Ils diminuent les contractions involontaires de la vessie.

Dans la rétention urinaire, la méthode la plus efficace est l'auto-sondage urinaire.

b. *Les troubles intestinaux*

Une lutte contre la constipation peut se faire par des règles hygiéno-diététiques comme : avoir une hydratation suffisante, un régime équilibré, augmenter l'apport en fibres, avoir une activité physique régulière.

Des laxatifs peuvent ensuite être prescrits comme le lactulose ou encore des lavements comme le Normacol®.

On peut les associer ou non à des antispasmodiques.

c. *Les troubles de la déglutition*

Ils surviennent surtout avec un EDSS élevé.
Cela peut provoquer une dénutrition et une pneumopathie d'inhalation.
Des mesures simples sont souvent suffisantes : bien mâcher, manger en petites quantités, éviter de parler en mangeant, épaissir les aliments si nécessaire.

Des séances d'orthophonies peuvent être utiles.

d. *La fatigue (12)*

La fatigue est le symptôme le plus fréquent de la SEP. Dans certaines études, il apparaît que 95% des personnes atteintes de SEP souffrent de fatigue. Deux tiers des patients ressentent de la fatigue au quotidien. Il y a des facteurs aggravants comme un mauvais sommeil, une dépression, la douleur, certains médicaments comme des analgésiques. Il est essentiel de réduire et de gérer ces facteurs.

Dans le passé, on recommandait aux personnes atteintes de SEP de se reposer afin d'éviter une aggravation des symptômes. En réalité, des études récentes ont démontré que l'exercice physique n'est pas contre-indiqué dans le contexte de la SEP et qu'il peut même atténuer la fatigue.

Recommandations générales pour l'exercice physique:
- commencer doucement, augmenter lentement. Les séances d'exercice doivent être courtes et peu intensives au début

- faire de l'exercice régulièrement
- choisir une heure adaptée à son niveau d'énergie pour faire de l'exercice.

Des ergothérapeutes et des physiothérapeutes peuvent aider à concevoir et à mettre en place un programme d'exercices adapté aux besoins et aux capacités des patients. Ils peuvent enseigner des techniques de conservation de l'énergie.

Une diminution, si possible, de la dose de médicaments pris par le patient et susceptible d'entrainer une fatigue doit être envisagée.

Les traitements pharmacologiques doivent être mis en place que lorsque d'autres approches non pharmacologiques ont été abordées.

o L'amantadine

L'amantadine est un médicament antiviral, également utilisé pour traiter la maladie de Parkinson. Elle est utilisée dans le traitement de la fatigue liée à la SEP depuis les années 1980, mais une révision des résultats des essais cliniques a montré que les améliorations étaient limitées et inconstantes, se situant entre 20 % et 40 % à court terme. Le mécanisme exact de l'amantadine dans le traitement de la fatigue liée à la SEP n'est pas entièrement compris, mais ce médicament aide à libérer la dopamine, neurotransmetteur qui augmente l'activité neuronale. L'amantadine est bien tolérée. Elle est recommandée en traitement de première ligne contre la fatigue légère. La dose est généralement de 100 mg à 200 mg par jour, à prendre le matin pour éviter les troubles du sommeil.

o Le modanifil

Le modafinil est un stimulant du SNC utilisé comme agent provocant l'éveil dans le traitement du sommeil excessif pendant la journée. On pense que le mécanisme d'action est lié à l'augmentation de l'activité dans la région du cerveau qui régule l'éveil normal. Des essais portant sur le modafinil comme traitement de la fatigue liée à la SEP ont déjà été réalisés. Bien que le nombre de sujets fût peu élevé et la période de traitement, courte (12 semaines au maximum), ces essais ont montré un effet généralement positif. Des études supplémentaires sont recommandées afin d'établir les effets à long terme du modafinil et la dose à administrer. Le traitement habituel prévoit de commencer par une dose de 100 mg le matin pendant une semaine et d'augmenter celle-ci à 200 mg le matin en dose d'entretien.

- Autres médicaments

Le méthylphénidate est un stimulant utilisé contre la narcolepsie et l'hyperactivité avec déficit de l'attention. Des antidépresseurs inhibiteurs sélectifs de la recapture de la sérotonine (ISRS) sont parfois utilisés contre la fatigue liée à la SEP, mais ils n'ont pas été étudiés dans des essais cliniques.

Les aminopyridines sont des médicaments améliorant la conduction nerveuse aux endroits où la gaine de myéline a été détériorée. Les essais cliniques sur la 4-aminopyridine (aussi connue sous le nom de dalfampridine ou de fampridine) ont montré une amélioration de la rapidité de marche dans la SEP, mais on n'a pas observé de changements positifs significatifs dans les échelles d'auto-évaluation utilisées pour mesurer la fatigue.

Il n'existe aucune preuve soutenant l'intérêt d'utiliser des vitamines ou des compléments alimentaires pour améliorer la fatigue liée à la SEP ; cependant, ils sont souvent considérés comme bénéfiques.

L'utilisation de ces médicaments contre la fatigue liée à la SEP doit être examinée au cas par cas.

e. ***La spasticité*** *(13, 14)*

La spasticité est également un symptôme très fréquent de la SEP et son expression clinique est très variable d'un patient à l'autre. Elle peut aller d'une simple sensation de raideur ressentie par le patient au moment de la marche à une raideur majeure des quatre membres. Elle touche la quasi-totalité des patients à un moment ou à un autre de l'évolution de la maladie.

Les conséquences peuvent être importantes car elle entraine des difficultés dans la réalisation d'activités quotidiennes. Cependant, la spasticité peut s'avérer utile, elle permet de marcher par exemple. Le traitement de ce symptôme peut donc être délétère et c'est pour cette raison qu'une évaluation très précise de chaque patient est indispensable afin d'évaluer le retentissement de cette spasticité.

Avant de traiter la spasticité, il convient donc d'en rechercher la cause et de traiter tout facteur aggravant comme la constipation.

La kinésithérapie est le traitement de base. Elle permet souvent d'éviter les rétractations musculaires mais ne peut atténuer la spasticité au long cours.

Le traitement médicamenteux de la spasticité fait appel aux traitements per os (baclofène et tizanidine), à la toxine botulique et au baclofène intra-thécal.

Les traitements de première intention (traitements per os et toxine botulique) s'envisagent selon le caractère diffus ou localisé de la spasticité et selon l'étiologie.

- *Utilisation de la toxine botulique*

La toxine botulique offre l'avantage de proposer un traitement sélectif des muscles spastiques. L'injection de la toxine est donc proposée chez les patients ayant une spasticité localisée.

Trois spécialités pharmaceutiques sont disponibles en France : Botox®, Dysport® et Xeomin®. Chaque toxine a ses unités propres et ses doses maximales recommandées. L'efficacité du produit apparait dans les 2 semaines suivant l'injection et est évaluée sur l'amélioration clinique de l'hypertonie. Les injections doivent être renouvelées tous les 4 mois environ si elles sont efficaces sur le patient.

Ce traitement a pour avantage d'être relativement bien toléré bien que parfois des symptômes de faiblesse, pouvant être doses dépendantes, ont été également rapportés.

- *Le baclofène per os (=Lioresal®)*

Le baclofène est un agoniste des récepteurs GABA B. En raison d'une étude ayant évalué l'effet de celui-ci sur le score d'Ashworth dans la spasticité (Brar et al., 1991), l'AFSSAPS recommande son utilisation en première intention dans les spasticités diffuses à une dose d'au moins 70 à 80 mg/j mais sans dépasser 120 mg/j.

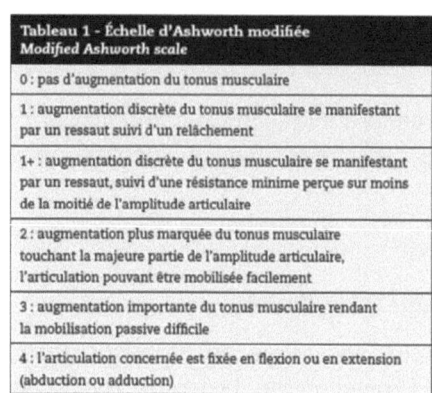

Figure 24 : Echelle d'Ashworth modifiée (14)

Modifié en 1986 en ajoutant le niveau 1+.

- *Le baclofène intra-thécal*

Il s'agit d'un traitement très efficace de la spasticité d'origine spinale. C'est un traitement au long cours de baclofène en intra-rachidien à l'aide d'une pompe implantée. Le cathéter est positionné au niveau dorso-lombaire et la pompe est posée en sous-cutanée au niveau de l'abdomen pour permettre un remplissage aisé. La surveillance et le remplissage de la pompe se fait en centres spécialisés.

C'est le traitement de première intention de la spasticité diffuse touchant les membres inférieurs et éventuellement le tronc.

- *Le dantrolène (=Dantrium®)*

Le mécanisme d'action probable du dantrolène est le découplage excitation-contraction par inhibition des mouvements intra-cellulaires de calcium. Un effet significatif sur le score d'Ashworth n'a été observé dans aucune étude cette fois-ci et l'existence d'effets secondaires comme la sédation, l'aggravation du déficit moteur, les troubles digestifs et l'hépatotoxicité limite sa prescription dans la spasticité de la SEP.

- La tizanidine (=Sirdalud®)

La tizanidine est un agoniste des récepteurs α-2 adrénergiques centraux. Il est disponible dans le cadre d'une ATU en France.

f. *Les troubles sexuels*

Chez l'homme, il est possible de prescrire un inhibiteur de la phosphodiestérase 5 :
le sildénafil (Viagra®) ou le tadalafil (Cialis®) qui améliorent la durée et la rigidité de l'érection.
En cas d'échec, les injections intracaverneuses de prostaglandines peuvent être prescrites.

Chez la femme, utiliser des gels lubrifiants en cas de sécheresse vaginale.

4. **Les médecines non conventionnelles**

Les médecines alternatives peuvent s'avérer bénéfiques sous réserve qu'elles soient considérées comme un complément au traitement « classique » et non comme une alternative. Il ne faut pas abandonner ou modifier un traitement prescrit par le neurologue.
Cette médecine regroupe une grande variété de traitements (40): l'homéopathie, l'aromathérapie, la réflexologie, l'acupuncture... Ces traitements reposent d'avantage sur l'expérience que sur les preuves de leur efficacité.

La consommation de ces médecines chez les patients souffrant de SEP est très répandue. Par exemple, en France, deux enquêtes sous forme d'un questionnaire anonyme retrouvaient des fréquences d'utilisation de 62% environ. L'homéopathie et l'acupuncture étaient le plus souvent notées.

Au cours d'une étude allemande, environ 67% des patients ont déclaré bénéficier d'au moins une médecine non conventionnelle. Environ les deux tiers des patients ont rapporté une amélioration globale de leur condition.

Les motivations en faveur des médecines conventionnelles sont diverses : rejet de la médecine conventionnelle, curiosité, conviction de mieux se prendre en charge.

Exemples de médecines non conventionnelles :

a. *Les suppléments diététiques*

La supplémentation diététique la mieux étudiée concerne les acides gras et principalement l'acide linoléique dont les effets immunomodulateurs ont été démontrés. Une synthèse de quatre essais randomisés a montré qu'il existerait une tendance à une meilleure stabilisation du handicap chez des patients peu invalidés et ayant une maladie d'évolution récente.

Dans tous les cas, une alimentation équilibrée est conseillée. Il n'y a pas d'aliments déconseillés mais chaque catégorie d'aliments doit être répartie de façon raisonnée.

b. *L'homéopathie (41)*

L'homéopathie, par une prise en compte de la globalité de la personne, valorise l'ensemble de ses symptômes les plus spécifiques, les plus originaux, les plus inusités.

Les médicaments homéopathiques utiles dans la SEP sont principalement ceux concernant la stimulation de l'immunité et ceux soulageant les douleurs.

Exemple de médicament homéopathique utilisé dans la stimulation de l'immunité : Causticum.

Il est indiqué si :

- Les signes généraux sont : faiblesse, parésie, paralysie, sensations de plaies à vif, de brûlures, de douleurs déchirantes et paroxystiques, rebelles, tenaces, chroniques, avec endolorissement, raideur, rétraction, sclérose et raccourcissement des parties atteintes.

- Les signes locaux et régionaux sont : raideur et parésie lombaire aggravées en se levant d'une chaise, agitation des jambes avec douleurs, troubles sphinctériens avec rétention d'urine, dysurie et émission involontaire en toussant, sensation de raccourcissement des tendons des membres, inflammation et irritation des muqueuses notamment oculaires, vertiges et instabilité à la marche.

- Les modalités sont : latéralité droite, aggravé par le vent froid et sec, au crépuscule et vers 3–4 heures du matin, amélioré par l'humidité du climat, la chaleur humide.

Exemple de médicament homéopathique pour soulager les douleurs : Kalmia Latifolia.

Il est indiqué dans les douleurs neurologiques paroxystiques avec sensation de décharge électrique, associées ou suivies de paresthésie.

c. *Le cannabis (42)*

Grace à l'évolution des connaissances pharmacologiques, le cannabis, malgré sa responsabilité dans la survenue de troubles comportementaux et d'états psychotiques, est sur le point de passer de la médecine non conventionnelle à la médecine allopathique.

Le Sativex® est un spray buccal d'extrait de cannabis (développé par une société pharmaceutique britannique) utilisé en tant que thérapie d'appoint pour le traitement de la spasticité sévère due à la SEP pour les patients qui n'ont pas répondu adéquatement à d'autres médicaments anti-spastiques.

Les effets de l'extrait de cannabis Sativex® ont été étudiés dans le cadre d'un large essai clinique de phase III conduit dans plusieurs pays européens, sur des patients atteints de spasticité réfractaire causée par la SEP.

L'étude était divisée en deux phases. Les quatre premières semaines, les patients ont été traités avec l'extrait de cannabis. Ceux dont la spasticité s'est améliorée de 20% ou plus ont été randomisés et ont poursuivi l'étude, pendant 12 semaines.

Sur les 538 patients ayant achevés les 4 premières semaines, 241 patients ont été randomisés (124 patients ont reçu le Sativex® et 117 patients ont reçu le placebo).

Le Sativex® a entraîné une différence significative dans la réduction de la spasticité par rapport au placebo.

Le Sativex® est déjà disponible au Royaume-Uni, en Espagne, en Allemagne et au Danemark. Des lancements sont actuellement en préparation en Italie, en Suède, en Autriche et en République tchèque.

Une recommandation d'approbation a été reçue dans les pays suivants : Belgique, Finlande, Islande, Irlande, Luxembourg, Pays-Bas, Norvège, Pologne, Portugal et Slovaquie. Lancements prévus à partir de la fin de l'année 2012.

En France, il n'y a pas d'AMM pour le Sativex® et aucune ATU n'a été accordée par l'AFSSAPS (aujourd'hui ANSM) à ce jour. Toute personne (médecin ou patient(e)) en possession de ce médicament se trouve dans l'illégalité.

Partie 2 :
La vitamine D

Les connaissances sur la vitamine D ont beaucoup progressé ces dernières années. De très nombreuses données épidémiologiques et expérimentales sont en faveur d'un rôle de la vitamine D dans la prévention de nombreuses affections (certaines maladies auto-immunes, certains cancers, l'hypertension...).

I. Métabolisme

Le terme vitamine est inapproprié pour la vitamine D qui doit plutôt être considérée comme une hormone. En effet, la peau peut la synthétiser à partir du 7-dihydrocholesterol sous l'effet de certains rayonnements UVB, ce qui constitue 90% des apports. Cet apport dépend de nombreux facteurs : pigmentation de la peau, écran protecteur, pollution...
L'alimentation couvre une petite partie des apports. On la retrouve dans les œufs, les poissons gras et le foie.

La vitamine D existe sous deux formes, la vitamine D3 (cholécalciférol) qui est la molécule synthétisée par la peau ou retrouvée dans les rares sources alimentaires animales et la vitamine D2 (ergocalciférol) qui est la vitamine D des plantes.
Parmi les spécialités médicamenteuses, certaines sont de la vitamine D2 et d'autres sont de la vitamine D3.

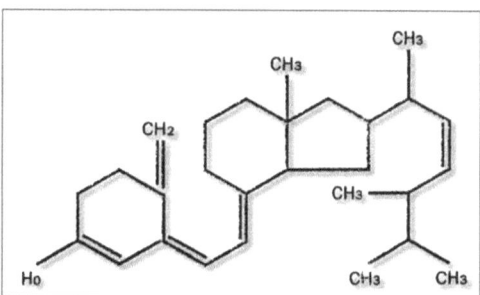

Figure 25 : la vitamine D2

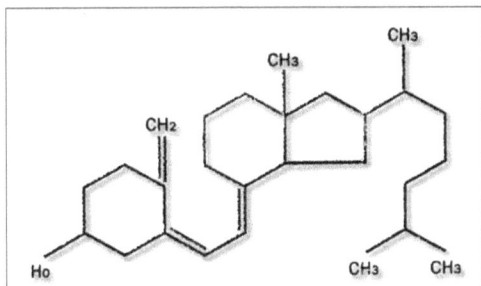

Figure 26 : la vitamine D3

Qu'elle soit synthétisée par la peau, apportée par l'alimentation ou la supplémentation, la vitamine D est transportée dans le sang par une protéine porteuse, *la* vitamin D binding protein (DBP), jusqu'au foie où elle est hydroxylée sur le carbone 25 pour former la 25 hydroxy-vitamine D (25(OH)D). Cette hydroxylation est non régulée.

La 25(OH)D entre dans les cellules du tubule proximal rénal où elle subit une deuxième hydroxylation grâce à une enzyme, la 1α-hydroxylase. La 25(OH)D est ainsi hydroxylée sur le carbone 1 pour former la 1,25 dihydroxy vitamine D [1,25(OH)2D] ou calcitriol. Cette hydroxylation rénale est étroitement régulée et est stimulée principalement par la parathormone (PTH), par une hypophosphatémie ou de faibles apports alimentaires en calcium.

➔ Le calcitriol est le métabolite actif de la vitamine D.

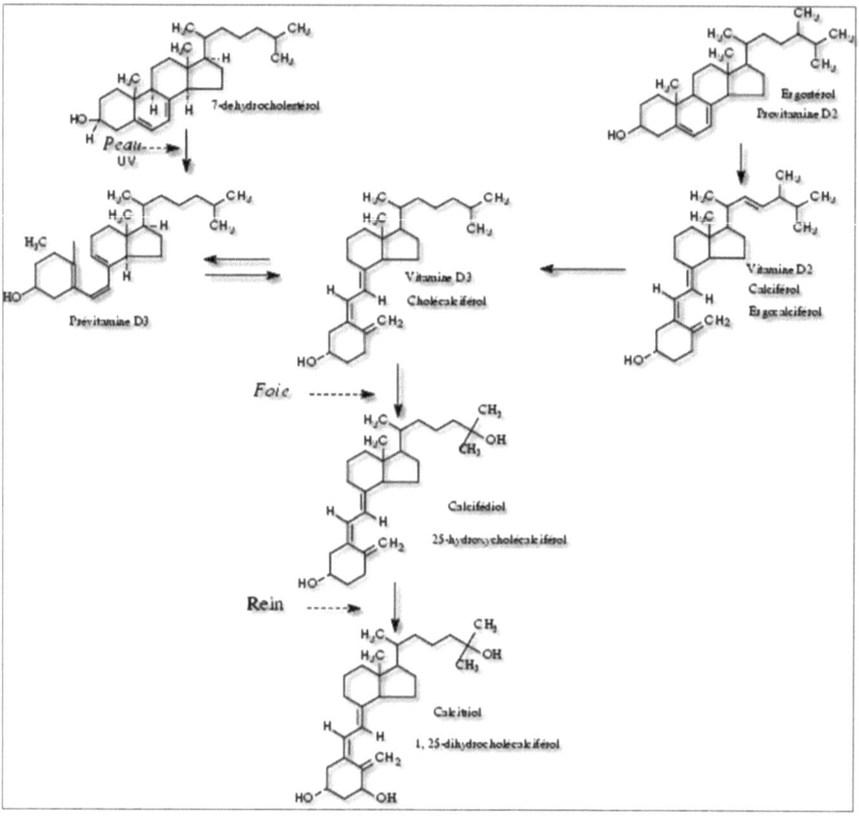

Figure 27 : métabolisme de la vitamine D (79)

Le calcitriol agit via un récepteur cytosolique, le VDR, présent dans de nombreux tissus. Il se lie à ce récepteur et ce complexe VDR-calcitriol transloque dans le noyau de la cellule où il s'associe au récepteur de l'acide rétinoïque (RXR).

Le complexe RXR-VDR-calcitriol se lie à l'ADN en des sites appelés « éléments de réponse à la vitamine D » (VDRE), proches de gènes dont l'expression est, ainsi, soit activée, soit réprimée, ce qui module la synthèse de nombreuses protéines.

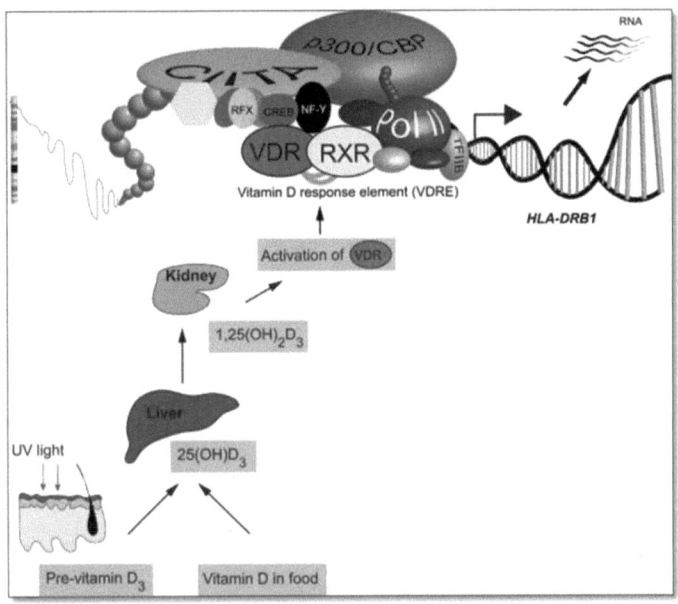

Figure 28 : Action de la vitamine D (44)

II. Concentrations sériques en vitamine D

Selon une étude nationale nutrition santé menée par l'InVS, 80% de la population française métropolitaine serait déficitaire en vitamine D. (72)

L'objectif de cette étude était de décrire la prévalence du déficit en vitamine D et ses facteurs associés dans la population adulte vivant en France métropolitaine. Cette étude a été réalisée de 2006 à 2007 sur 1587 adultes de 18 à 74 ans, vivant en France métropolitaine et ne prenant pas de traitement médicamenteux en vitamine D.
Elle a comporté un recueil des données sociodémographiques et de consommations alimentaires, des mesures anthropométriques (poids, taille) et un prélèvement sanguin de la 25-hydroxyvitamine D sérique (25(OH)D).

- Une insuffisance a été définie pour une concentration en 25(OH)D comprise entre 20 et 30 ng/ml.
- Un déficit modéré à sévère a été défini pour une concentration en 25(OH)D comprise entre 10 et 20 ng/ml.
- On parle de déficit sévère pour une concentration en 25(OH)D inférieure à 10 ng/ml.

Résultats :

La concentration moyenne en 25(OH)D était de 23 ng/ml.
- 80,1% des adultes présentent une insuffisance en 25(OH)D,
- 42,5% révèlent un déficit modéré à sévère,
- et 4,8% montrent un déficit sévère.

Le risque de déficit modéré à sévère était associé au fait d'être né hors d'Europe, de ne pas partir en vacances, d'avoir un niveau d'activité physique bas, d'être sédentaire, d'être fumeur et de résider dans une zone à faible ensoleillement.
Le risque de déficit sévère était associé au fait d'être né hors d'Europe, de vivre seul et de ne pas partir en vacances (mais était indépendant du niveau d'activité physique et de sédentarité.

Concernant l'ensoleillement :

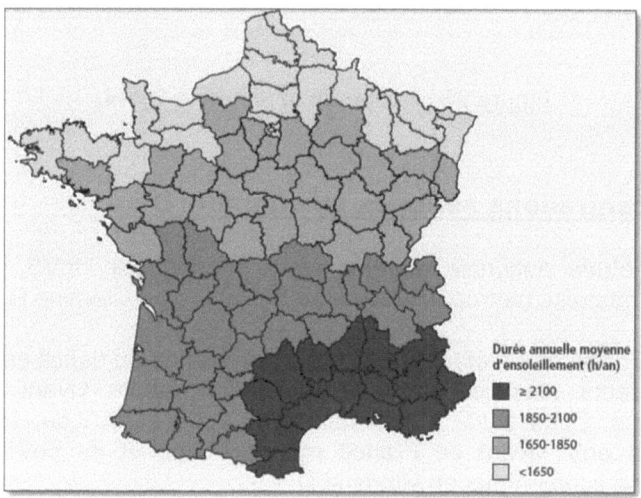

Figure 29 : Durée moyenne d'ensoleillement (en heures/an) selon le département de résidence en France métropolitaine (hors Corse)

		Concentration (ng/ml)			Distribution (%)		
	N*	Moyenne	IC95%	P	<10 ng/ml	<20 ng/ml	<30 ng/ml
Durée moyenne d'ensoleillement du département de résidence (h/an)							
≥2 100							
Juin-septembre	58	33,9	[28,0-39,9]	<0,01	0,0	14,5	39,5
Octobre-janvier	80	28,3	[23,7-32,9]		0,6	26,7	69,1
Février-mai	74	22,8	[20,3-25,3]		3,4	36,7	79,4
[1 850-2 100[							
Juin-septembre	121	25,4	[23,5-27,3]	<0,01	1,2	27,0	75,0
Octobre-janvier	113	23,6	[21,8-25,4]		3,0	35,7	77,2
Février-mai	206	21,1	[19,3-22,8]		4,9	49,6	84,9
[1 650-1 850[							
Juin-septembre	154	27,6	[25,9-29,2]	<10^{-3}	0,3	20,5	64,3
Octobre-janvier	73	22,3	[20,1-24,5]		0,0	49,2	87,4
Février-mai	205	19,0	[17,5-20,4]		10,9	60,2	94,9
<1 650							
Juin-septembre	150	25,6	[23,6-27,6]	<10^{-3}	2,9	30,3	67,8
Octobre-janvier	124	22,8	[20,9-24,6]		5,4	40,1	80,4
Février-mai	229	18,5	[16,7-20,2]		10,2	64,6	93,6
* Effectifs bruts avant redressement.							

Figure 30 : Concentrations sériques moyennes en 25(OH)D (ng/ml) et distribution selon les valeurs seuils, la durée moyenne d'ensoleillement du département de résidence et la saison.

Nous constatons que plus l'ensoleillement diminue, en fonction des régions et des saisons, et plus l'insuffisance en 25(OH)D existe.

Même dans les régions de plus fort ensoleillement :
- 79,4% de la population présente une insuffisance en 25(OH)D de février à mai
- 69,1% de la population montre une insuffisance en 25(OH)D d'octobre à janvier
- et 39,5 % de la population révèle une insuffisance en 25(OH)D de juin à septembre.

À la latitude de la France métropolitaine, les conditions d'ensoleillement nécessaires pour la production endogène de vitamine D ne se rencontrent qu'entre les mois de juin et septembre et uniquement lorsque le soleil est au zénith.
Le reste de l'année, et particulièrement en fin d'hiver, la population est donc potentiellement exposée à un risque accru de déficit et ce risque est renforcé dans les zones de moindre ensoleillement.

Au niveau international :

- L'étude NHANES (National Health and Nutrition Examination Survey) réalisée sur un échantillon national de la population résidant aux États-Unis, la concentration moyenne en 25(OH)D en 2005-2006 s'élevait à 19,9 ng/ml et 42% des adultes présentaient un déficit modéré à sévère (80% parmi les adultes noirs d'origine non hispanique).
- Selon une étude allemande, 57% des adultes montraient un déficit modéré à sévère.
- Selon une étude espagnole, 34% des adultes présentaient un déficit modéré à sévère.
- Parmi les pays européens, seules la Norvège et la Suède révélaient des concentrations plus élevées en 25(OH)D de l'ordre de 28 ng/ml, probablement en raison d'une consommation plus élevée de poissons gras sauvages.

En moyenne, seulement 10% de nos besoins quotidiens en vitamine D sont apportés par l'alimentation. L'alimentation ne suffit donc souvent pas à compenser le manque de synthèse de vitamine D lié à l'absence d'ensoleillement.

III. Rôles de la vitamine D

1. Vitamine D et métabolisme phosphocalcique

Le rôle le mieux connu du calcitriol est le maintien de l'homéostasie phosphocalcique par augmentation de l'absorption intestinale du calcium et du phosphore.
Cela va favoriser un environnement minéral optimal pour le tissu osseux et un déficit en vitamine D peut ainsi avoir pour conséquence des pathologies osseuses.

La répartition géographique traditionnelle de l'incidence du rachitisme/ostéomalacie est bien connue. En l'absence de supplémentation, ces pathologies sont plus fréquentes dans les pays recevant un faible ensoleillement.

2. Vitamine D et système immunitaire (16,17):

Une répartition géographique similaire a été identifiée dans des pathologies auto-immunes comme la SEP.

L'hypothèse que l'insuffisance en vitamine D pouvait avoir un rôle dans la genèse de cette maladie a donc été émise. En effet, alors que le déficit en vitamine D a traditionnellement été défini en termes d'effets osseux, de nombreux tissus, n'ayant rien à voir avec le métabolisme de l'os ou du calcium, possèdent le VDR et répondent ainsi au calcitriol.

Le la 1α-hydroxylase et le VDR sont présents dans les lymphocytes, les cellules NK et les CpAg. Ces cellules subissent donc les effets du calcitriol.

a. Action de la vitamine D sur les cellules présentatrices d'antigènes

L'expression du CMH II ainsi que celle des molécules de co-stimulation comme CD-40, CD-80 et CD-86 à la surface des monocytes serait réduite. Ce qui induit une diminution de la présentation d'antigènes aux lymphocytes. Les CpAg produiraient également moins d'IL-6 et d'IL-12 (=cytokines pro-inflammatoires).
In vitro, en présence de calcitriol, la différenciation des monocytes en cellules dentritiques immatures ainsi que leur maturation est inhibée. Ces cellules sont donc incapables d'effectuer leur fonction de présentation d'antigène aux lymphocytes.

b. Action sur les lymphocytes

La prolifération des lymphocytes serait diminuée en présence de calcitriol.

Celui-ci inhiberait la différenciation des lymphocytes en LT TH1 ainsi que leur capacité à produire de l'IFN-γ et de l'IL-2 (=cytokines pro-inflammatoires).

Il inhiberait également la différenciation des lymphocytes en LT TH2 mais il augmenterait la capacité de production d'IL-4 (=cytokine anti-inflammatoire) par les LT TH2 déjà différencié.

In vitro, il serait capable de réduire la concentration en LT TH17 et d'abaisser leur production d'IL-17. In vivo, les résultats sont plus contradictoires.

Il élèverait également la différenciation des lymphocytes en LT regulateurs et leur production d'IL-10.

Il diminuerait la cytotoxicité des LT CD8.

La différenciation des LB en plasmocytes sécréteurs d'anticorps serait inhibée par le calcitriol. Et ce dernier induirait également l'apoptose des LB activés.

c. *Action sur les cellules NK*

La cellule NK (« Natural Killer) se différencie par le fait qu'elle est capable de lyser des cellules malades sans nécessiter d'activation préalable et sans rentrer en contact avec l'agent pathogène. La cellule NK est donc spontanément une cellule tueuse envers toutes les cellules d'où son nom de cellule « Natural Killer ». Cependant, de nombreux mécanismes de régulation empêchent les cellules NK de s'attaquer aux cellules saines. Il existe, sur la membrane de ces cellules, des récepteurs activateurs et/ou inhibiteurs de la fonction lytique.
Lorsqu'une cellule NK rencontre une autre cellule, la lyse de cette cellule ne se produira que si les signaux d'activation présents sur la cellule cible surpassent les signaux d'inhibitions. Les récepteurs inhibiteurs comprennent les KIRs (Killer Ig Like Receptors) qui interagissent avec différents allèles du CMH de classe I. C'est pourquoi les cellules NK ne lysent pas les cellules saines qui expriment les molécules de CMH-I du soi.

Le calcitriol croit l'activité de ces cellules sans augmenter leur prolifération.

d. *Action sur les cellules NKT*

Les cellules NKT (« lymphocytes Natural Killer T ») sont des lymphocytes qui expriment un récepteur pour l'antigène (le TCR) comme les lymphocytes T mais ils reconnaissent les antigènes non pas par l'intermédiaire des molécules de CMH classiques mais via la molécule CD1d. Les cellules NKT activent les cellules NK.

Chez la souris, une déficience en cellules NKT prédispose au développement de maladies auto-immunes. Chez l'Homme, une déficience en cellules NKT est retrouvée dans de nombreuses pathologies auto-immunes.

Le calcitriol semble intensifier le développement de ces cellules chez la souris.

La vitamine D exercerait donc une action endocrine sur les cellules du système immunitaire avec des effets anti-inflammatoire et immunorégulateurs.

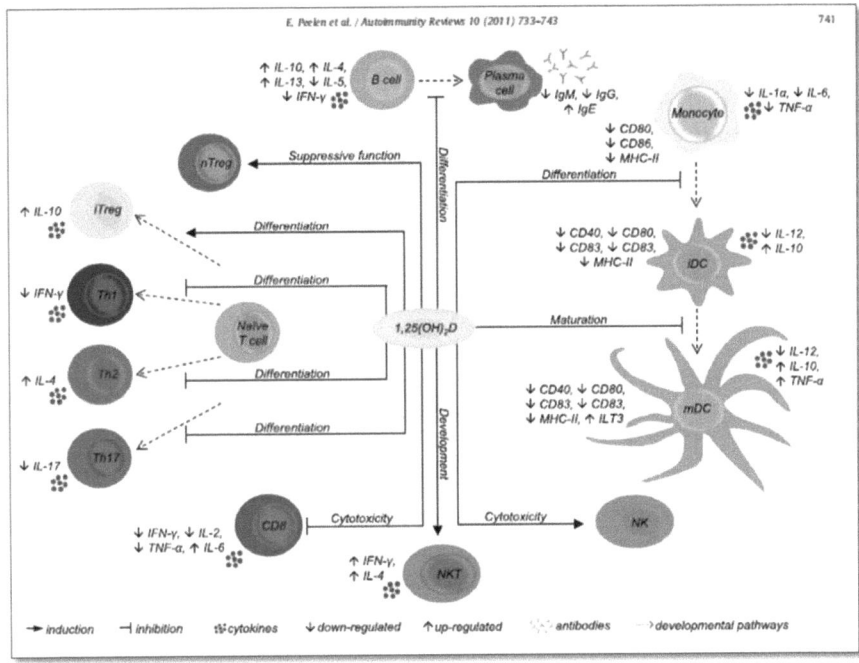

Figure 31 : Mécanismes d'action probables de la vitamine D au niveau du système immunitaire

3. **Vitamine D et microenvironnement tumoral**

Le calcitriol contrôle l'expression de plus de 200 gènes, incluant des gènes qui régulent la prolifération des cellules saines et cancéreuses, leur différenciation, leur apoptose et leur angiogenèse. Il existe une corrélation significative entre déficit en vitamine D et prévalence de certains cancers, notamment les cancers du sein et colorectal. Il n'existe cependant pas d'essais randomisés prouvant qu'il s'agit de liens de causalité. (45)

IV. **Vitamine D et sclérose en plaques (19,20,21,22,43):**

De nombreux arguments scientifiques suggèrent que la vitamine D serait impliquée dans l'apparition de la SEP :

1. **La répartition géographique de la SEP**

La fréquence de la SEP augmente avec la latitude qui est elle-même inversement corrélée avec l'intensité et la durée d'exposition aux UV donc avec la concentration en vitamine D.

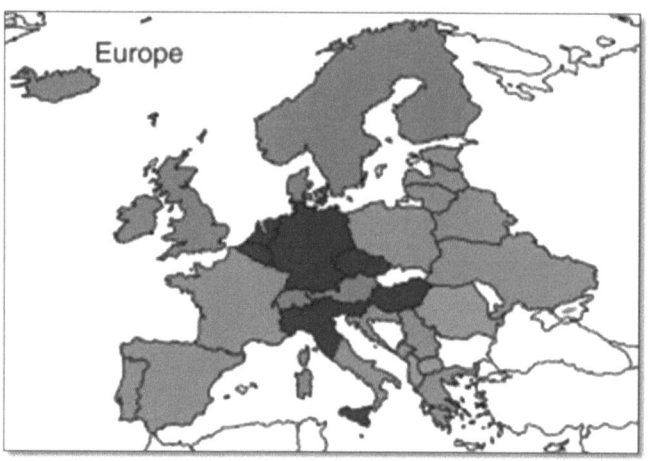

Figure 32 : Prévalence estimée de la SEP en Europe (46)

Légende : Bleu : >90/100 000 ; violet : 60-89/100 000 ; vert : 30-59/100 000 ; orange : 5-29/100 000 habitants.

2. **Le cas des migrations (47)**

La prévalence de la SEP en Martinique a augmenté ces dernières années alors que la population antillaise est constamment exposée au soleil. Or, on a observé que la prévalence de la SEP est deux fois plus importante chez les Martiniquais ayant migré en métropole avant de retourner en Martinique que chez leurs compatriotes restés en Martinique. Ce risque est d'autant plus important si le séjour des antillais en métropole s'est effectué avant l'âge de 15 ans.
On a donc émis l'hypothèse que le manque de soleil chez ces migrants pendant leur séjour en métropole, principalement avant l'âge de 15 ans, serait un des facteurs de développement de la SEP.
D'autre part, le changement de l'habitat en Martinique, en se protégeant plus du soleil, ainsi que l'urbanisation auraient contribué au phénomène.

3. **Vitamine D et grossesse (65,66)**

L'influence saisonnière se marque également pendant la gestation. Le risque de SEP est plus élevé chez les enfants nés de mères carencées en vitamine D pendant leur grossesse, particulièrement pendant le premier trimestre. Ceci expliquerait que davantage de patients SEP naissent au printemps et moins en automne.
Au cours de la grossesse, les taux de vitamine D augmentent progressivement, atteignant une concentration maximale au troisième trimestre et chutent après l'accouchement.
Ces variations expliqueraient le faible nombre de poussées pendant la gestation et leur fréquence particulièrement élevée en post-partum (chez environ 30% des patientes).
D'autre part les œstrogènes, dont les taux évoluent de façon strictement parallèle pendant la grossesse, ont également un rôle protecteur. Dans l'EAE, une synergie entre la vitamine D et les œstrogènes augmente leur efficacité respective. Chez l'Homme, leur interaction semble plus complexe.

4. **VDRE et HLA-DRB1*1501**

Les VDRE (Eléments de Réponse à la Vitamine D) peuvent interagir et modifier l'expression génétique de HLA-DRB1*1501 qui est un gène largement incriminé dans la SEP (53).

Une fois que le complexe vitamine D - récepteur cytosolique a été internalisé dans le noyau, il forme un hétérodimère avec le VDRE au niveau de plusieurs gènes nucléaires.
Plusieurs travaux conduits à Oxford ont montré que le VDRE peut interagir et modifier l'expression génétique de HLA-DRB1*1501.
Le VDRE serait fortement associé à HLA-DRB1*1501 chez les patients atteints de SEP dans la population d'Europe du Nord, là où la prévalence est importante. En revanche chez les patients non atteints, cette interaction ne semble pas exister ou est différente. Il existe donc une interaction entre HLA-DRB1*1501, le principal gène de susceptibilité, et la vitamine D. Un déficit en vitamine D induit une surexpression du gène. Cette interaction semble être plus marquée chez la femme. En effet, le sexe féminin induit une surexpression de ce gène.

5. **Vitamine D et activité de la SEP (50)**

a. *Vitamine D et EAE*

Dans l'EAE, le modèle murin de la SEP, l'administration de vitamine D avant l'induction d'encéphalomyélite prévenait son apparition et permettait également de diminuer la fréquence des poussées. Dans ce modèle, l'administration de vitamine D réduit également la sévérité de la maladie. (51)

b. *Etude, in vitro, de l'action du calcitriol sur des lymphocytes extraits du sang de patients atteints de SEP (67)*

Cette étude, menée à Buenos Aires en Argentine, a réuni 132 patients de juin 2006 à décembre 2007.
Ces patients ont été divisés en trois groupes :
- Les patients en phase rémittente en dehors de toute poussée
- Les patients en phase rémittente en poussée
- Les patients en phase primaire progressive

Les patients n'ont reçu aucun traitement immunomodulateur ou immunosuppresseur, ni même de la vitamine D dans les 6 mois précédents l'étude.
Deux groupes contrôles ont été inclus dans l'étude.

	PPMS	Controls 1	RRRMS	RREMS	Controls 2
N	40	30	58	34	30
Age (years)	49.5 ± 12.7	49.0 ± 5.0	36.8 ± 10	37.5 ± 8.4	33.9 ± 5.9
Female: male	18:22	16:14	41:17	29:5	23:7
EDSS	4.3 ± 1.6	-	1.3 ± 1.1	2 ± 1.4	-
Disease duration (years)	4.1 ± 4.7	-	3.9 ± 4.9	4.3 ± 5.7	-

PPMS = Primary progressive MS; SPMS = Secondary progressive MS; RRRMS = Relapsing remitting MS during remission; RREMS = Relapsing remitting MS during exacerbation. EDSS = Expanded Disability Status Scale.

Figure 33 : Caractéristiques cliniques et démographiques de la cohorte étudiée (67)

In vitro, une protéine myélinique, la MBP, a été synthétisée.

Du sang périphérique a ensuite été prélevé chez les patients sélectionnés pour cette étude et des LT CD4 ainsi que des LT régulateurs ont été sélectionnés.

Des LT CD4 ont été mis en culture avec des CpAg et la MBP, générant ainsi des LT CD4 spécifiquement réactifs à la MBP.

Les lymphocytes ont été mis en culture en présence et en absence de calcitriol.

Résultats :

Les taux de 25(OH)D et de calcitriol sont significativement plus faibles chez les patients en phase rémittente de SEP par rapport au groupe contrôle, particulièrement chez les patients en phase de poussée.
Par contre, pour les patients en phase primaire progressive, cette différence n'est pas significative.

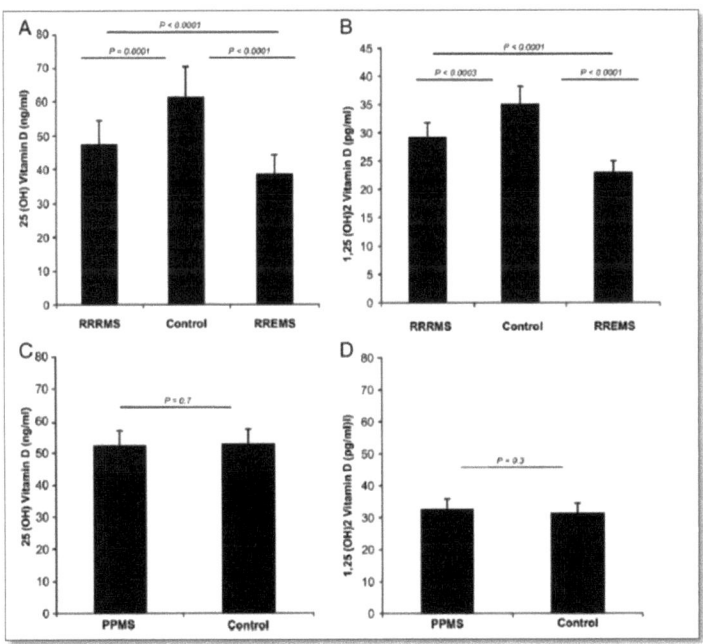

Figure 34: Taux de 25(OH)D et de calcitriol dans la cohorte étudiée (67)

Au niveau cellulaire, en présence de calcitriol :

- L'expression du VDR, sur les lymphocytes, est significativement augmentée.

- La prolifération des LT CD4 non spécifiques et spécifiques de la MPB est inhibée.

Le pourcentage d'inhibition n'était pas différent entre le groupe de patients en phase rémittente et le groupe contrôle.

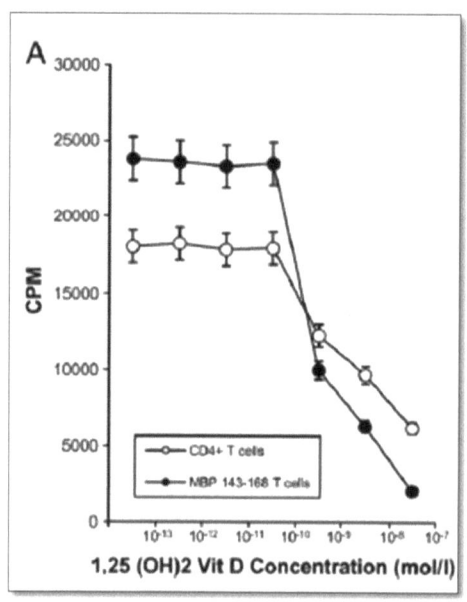

Figure 35 : Inhibition de la prolifération des lymphocytes en présence de calcitriol (67)

- La sécrétion d'IL-10 (=cytokine anti-inflammatoire) est amplifiée tandis que la sécrétion d'IL-6 et IL-17 (=cytokines pro-inflammatoires) est réduite. Par contre, la sécrétion d'IFN-γ et d'IL-4 est restée inchangée.

Ces taux n'étaient pas différents entre le groupe de patients en phase rémittente et le groupe contrôle.

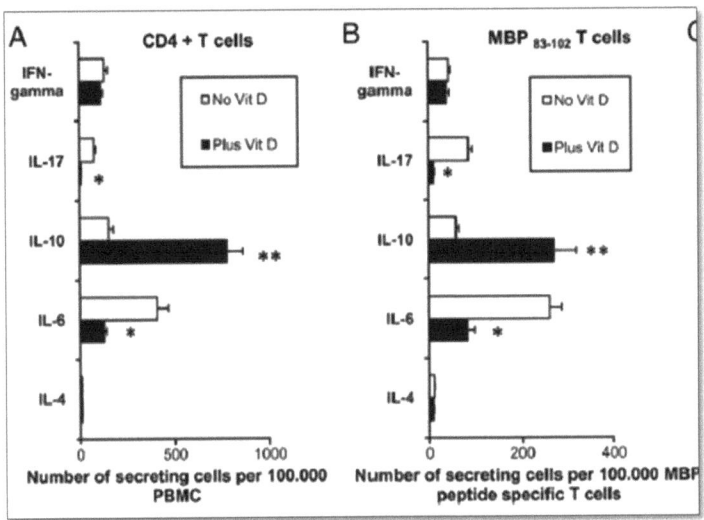

Figure 36 : Variations de la sécrétion de cytokines par les lymphocytes en présence et en absence de calcitriol (67)

- La prolifération de LT régulateurs est augmentée.

➔ Le calcitriol a donc globalement, selon cette étude, une activité immunosuppressive.

Il est important de préciser que le calcitriol a été utilisé à des doses environ 120 fois supérieures aux doses physiologiques.

c. **Résultats cliniques et radiologiques de l'influence de la vitamine D chez des patients atteint de SEP**

o **Etude menée en Tasmanie**

Cette étude, menée de 2002 à 2005, sur une cohorte de 145 patients ayant une SEP rémittente, a évalué l'incidence du taux sérique de vitamine D sur le risque de survenue de poussées.

Bi-annuellement, un dosage de la vitamine D sérique a été effectué et chaque patient a reçu un questionnaire leur demandant des informations sur leur style de vie, incluant le temps d'exposition au soleil, la consommation éventuelle de cigarettes, une supplémentation éventuelle en vitamine D, une grossesse... Les participants ont également dû rendre un journal hebdomadaire comportant la présence éventuelle d'une infection, le

changement éventuel d'un de leur symptôme, le changement de traitement ou encore un éventuel début de grossesse.
Un dosimètre a également été donné à chaque participant, à placer sur leurs vêtements, pour mesurer objectivement la quantité d'UV reçue personnellement.

Factor	No. Relapses/ Person-Years	Relapse Rate[a]
25-OH-D		
<40nmol/l	59/124.8	0.50
≥40nmol/l	62/195.8	0.30
25-OH-D by season[c]		
Winter	66/172.2	0.38
Summer	56/158.1	0.35
Vitamin D supplementation in each 6-month period		
None	94/242.4	0.39
<400IU/day	22/63.5	0.35
400+ IU/day	6/22.0	0.27
Immunomodulatory therapy in each 6-month period[d]		
No	27/74.7	0.36
Yes	95/255.5	0.37
Sex[e]		
Male	22/82.1	0.27
Female	100/248.1	0.40
Age at study entry, yr		
21-38	29/70.8	0.41
39-44	32/85.6	0.37
45-51	26/78.0	0.33
52-76	35/95.8	0.37
Trend		
Smoker during study		
No	87/247.4	0.35
Yes	35/82.9	0.42

Figure 33 : Résultats de cette étude menée en Tasmanie (75)

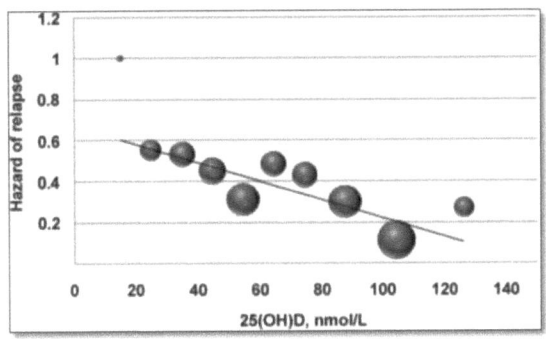

Figure 34 : Variation du risque de poussées en fonction du taux sérique de 25(OH)D (75)

Cette étude met en évidence une réduction du risque de poussée (âge et sexe confondu) lorsque le taux sérique de vitamine D augmente.

Ces résultats n'ont pas été significativement altérés par un changement de traitement immunomodulateur, par une consommation de cigarettes ou encore par une grossesse. La valeur de l'EDSS n'a pas non plus d'incidence significative sur le résultat.

Ces résultats ont été obtenus chez des patients majoritairement traités par immunomodulateur (82%), ce qui suggère un effet bénéfique de la vitamine D en plus du traitement de fond.

- **Etude menée aux Pays-Bas**

Une étude a réuni, pendant 1 an et demi, 73 patients ayant une SEP rémittente, suivant un traitement de fond par IFN, pendant environ 1 an et demi afin d'évaluer la relation entre le taux de vitamine D sérique et le taux de poussées. Les taux sériques de vitamine D ont été mesurés toutes les 8 semaines.

Résultats :

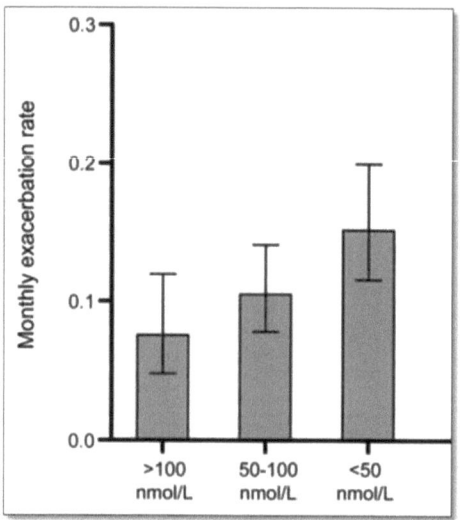

Figure 35 : Variation du taux mensualisé de poussées en fonction des taux sériques en vitamine D (77)

On observe une corrélation entre le taux mensualisé de poussées et la diminution du taux sérique de vitamine D chez ces patients. Une concentration sérique double en vitamine D réduit le taux mensualisé de poussées de 27%.

- **Etude rétrospective menée aux USA**

Entre 2008 et 2009, 110 enfants ayant fait un SCI ou ayant un début de SEP, ayant ou non un traitement, ont été intégré dans l'étude pendant environ 1 an et demi.

Characteristic	All Patients (n=110)	SUNY Stony Brook (n=43)	UCSF (n=67)
Age at blood collection, mean yr ± SD	15 ± 3	15 ± 3	15 ± 4
Disease duration at blood collection, median yr (IQ range)	1.0 (0.1–8.3)	0.9 (0.2–5.3)	1.1 (0.1–7.3)
Females, No. (%)	71 (65)	29 (67)	42 (63)
Nonwhite or partially nonwhite, No. (%)	29 (26)	9 (21)	20 (30)
Hispanic or partially Hispanic, No. (%)	48 (43)	16 (37)	32 (48)
HLA-DRB*1501/1503 positive, No. (%)[a]	51 (49)	23 (56)	28 (44)
Relapses prior to blood draw, No. (%)			
1	33 (30)	13 (30)	20 (30)
2	35 (32)	16 (37)	19 (28)
≥3	42 (38)	14 (33)	28 (42)
Expanded Disability Status Scale score, median (IQ range)	1.75 (0–6.5)	2 (0–4)	1.5 (0–6.5)
Unadjusted serum 25-hydroxyvitamin D_3 in ng/ml,[b] mean ± SD	22 ± 9	22 ± 10	22 ± 9

[a] Missing for 6 people.
[b] Conversion factor to SI units=2.496.
SUNY = State University of New York; UCSF = University of California, San Francisco; SD = standard deviation; IQ = interquartile.

Figure 36: Caractéristiques de la cohorte étudiée (73)

Résultats :

Selon leurs calculs, chaque augmentation de 10ng/mL de vitamine D dans le sang des patients réduirait de 34% le risque de faire un autre épisode démyélinisant.

Par contre, cela ne serait pas valable pour les Hispaniques qui ont eu un taux de poussées plus important. Cela suggère l'intervention d'autres facteurs autres que la vitamine D sur le taux de poussées.

Le statut HLA-DRB1*1501/1503 n'a pas changé significativement le résultat mais ces analyses n'excluent pas une interaction entre ce statut HLA et la vitamine D. Le taux de rechute était légèrement plus bas chez les patients ayant un statut négatif pour ces allèles.

- **Autre étude menée aux USA**

Une équipe de chercheurs de l'Université de Californie, à San Francisco, a mené un essai clinique multicentrique de supplémentation en vitamine D chez 469 patients atteints de SEP pendant 5 ans (de 2004 à 2009).

Les patients recrutés étaient en phase rémittente de SEP ou avaient fait un SCI.

Chaque année, les chercheurs ont mesuré les taux sériques de vitamine D pour chaque patient et ont évalué le nombre de nouvelles lésions en T2, le nombre de lésions T1 rehaussées par le gadolinium, le nombre de poussées et l'évolution de l'EDSS.
Le statut de chaque patient pour l'allèle HLA-DRB1*15 :01 a été déterminé afin d'évaluer l'interaction entre cette allèle et la vitamine D.

Characteristic	Value
No.	469
Age in years, mean ± SD	42 ± 10
Disease duration, median yr (interquartile range)	5 (0–35)
Female sex, No. (%)	330 (70)
Hispanic ethnicity, No. (%)	24 (5)
HLA-DRB1 positive, No. (%)	214 (46)
Smoker, No. (%)	56 (12)
Body mass index, mean kg/m² ± SD	25 ± 5
Clinically isolated syndrome, No. (%)	90 (19)
Any MS treatment within prior year, No. (%)	298 (64)
Use of second-line therapy in past year, No. (%)	17 (4)
Use of multivitamin, No. (%)	224 (48)
Use of vitamin D supplements, No. (%)	40 (9)

MS = multiple sclerosis; SD = standard deviation.

Figure 37 : Caractéristiques de la cohorte étudiée (68)

Résultats :

Les chercheurs ont découvert que chaque augmentation de 10 ng/ml en vitamine D est associée à une réduction de 15% du risque de nouvelles lésions en T2.
Chaque accroissement de 10ng/ml en vitamine D diminue également de 32% le nombre de lésions rehaussées par le gadolinium.
Ces estimations ne changent pas significativement avec le BMI et le statut pour l'allèle HLA-DRB1*15 :01.

Au niveau clinique, une hausse du taux de vitamine D est associée à une diminution du risque de poussée.
Concernant l'EDSS, chaque augmentation de 10ng/ml de vitamine D est associée à une diminution de l'EDSS de 0,02 points.
L'âge, le sexe du patient, la consommation de tabac et le statut pour l'allèle HLA-DRB1*15 :01 n'influence pas les résultats.

d. *Influence de la vitamine D dans la prévention de la SEP (69)*

Une étude menée, au Canada, sur 187 563 infirmières inscrites à la Nurses' Health Study (=programme qui sonde régulièrement la santé des infirmières, aux États-Unis) dont 173 étaient atteintes de SEP de façon certaine ou probable, a évalué l'alimentation des participantes au début de l'étude ainsi que leur consommation de suppléments vitaminiques.

Les chercheurs ont, ensuite, mesuré le taux de vitamine D dans le sang et analysé d'autres facteurs pouvant affecter les résultats, tels que la latitude du lieu de naissance des participantes et leurs habitudes de tabagisme.

Résultats :

Les femmes qui consomment chaque jour 400 UI ou plus de vitamine D provenant de suppléments vitaminiques, associés ou non à des aliments apportant de la vitamine D, ont une diminution du risque de développer une SEP de 40% par rapport à celles qui ne prenaient pas de vitamine D.

Aucune réduction du risque de développer une SEP n'a été observée chez celles dont l'apport en vitamine D provenait uniquement de l'alimentation.
Les habitudes de tabagisme et le lieu de naissance n'ont pas affecté les résultats de l'étude.

Dans cette étude, rien n'indique que la vitamine D pourrait affecter l'évolution de la SEP, une fois qu'elle est enclenchée.

Cependant, l'apport en vitamine D était associé à d'autres vitamines, notamment les vitamines A et E, et l'acide folique.
Par conséquent, les chercheurs ne pouvaient pas isoler l'effet de la vitamine D de celui des autres vitamines. Les auteurs ont fait remarquer que la vitamine D est celle qui semble la plus susceptible de réduire le risque de développer la SEP.

V. Quelle suplémentation ?

Connait-on la dose de vitamine D qui permettrait de monter la concentration de 25(OH)D de 95% de la population au dessus de 30ng/ml sans que personne ou presque ait une concentration supérieure à 100ng/ml ? Il n'y a pas aujourd'hui de réponse claire à cette question et il faut prendre en compte la très grande variabilité individuelle de l'augmentation de la concentration de 25(OH)D en réponse à une dose donnée de vitamine D.

Selon des experts réunis à Toronto en mars 2006 dans le cadre d'une conférence nord-américaine sur les UV, la vitamine D et la santé, il semble que "les quantités actuellement recommandées de 200 UI/jour jusqu'à l'âge de 50 ans, de 400 UI pour les 50-70 et de 600 UI après 70 ans soient considérées trop faibles pour avoir des effets optimaux sur la santé. Il est fort probable que le niveau de supplémentation approprié soit supérieur à ces niveaux tout en se situant en dessous de l'apport maximal tolérable, établi à 2000 UI/jour pour les adultes". (70)

En 2007, une évaluation des risques a été faite par le « Council for Responsible Nutrition ». Les résultats montrèrent que 10 000 UI/j de vitamine D peuvent être consommées sans risques d'effets indésirables.
Selon cette évaluation, tous les cas connus de toxicité de la vitamine D avec hypercalcémie ont impliqué un apport de plus de 40 000 UI/j. (78)

- **Etude menée au Canada**

Cette étude, réalisée de 2006 à 2008, a examiné l'efficacité et la tolérance d'une escalade de doses de vitamine D versus un groupe contrôle prenant la même dose de vitamine D chaque jour.

Elle a regroupée 49 participants dont 45 patients ayant une SEP rémittente et 4 patients ayant une SEP secondairement progressive.

25 patients ont reçu des doses croissantes (de 4000 UI/j jusqu'à 40 000 UI/j) puis décroissantes de vitamine D. Une supplémentation en calcium a également été apportée tout au long de l'étude.

Trial visit	Trial week	Supplementation	
		Vitamin D3 (IU/wk)	Calcium (mg/d)
1	1	0	1,200
2	3	28,000	1,200
3	5	70,000	1,200
4	11	112,000	1,200
5	17	224,000	1,200
6	23	280,000	1,200
7	29	70,000	1,200
8	35	70,000	1,200
9	41	28,000	1,200
10	49	0	0
11	52	0	0

Figure 38 : Doses de vitamine D administrées dans le premier groupe de la cohorte étudiée (76)

24 patients ont reçu 4000 UI/j (soit 28 UI/semaine) de vitamine D et du calcium si désiré.

Les patients ont eu une visite médicale à faire toutes les 6 semaines, comprenant un examen clinique et une prise de sang.

Résultats :

Les taux sériques de 25(OH)D ont atteint un maximum moyen de 413 nmol/L (=165,2 ng/mL), ce qui est bien supérieur à la normale maximale autorisée de 250 nmol/L (=100 ng/mL) mais cela n'a pas provoqué de conséquences néfastes. Il n'y a pas eu de troubles rénaux ni hépatiques (les valeurs d'urée, de créatinine, d'ALAT et d'ASAT sont restées normales).

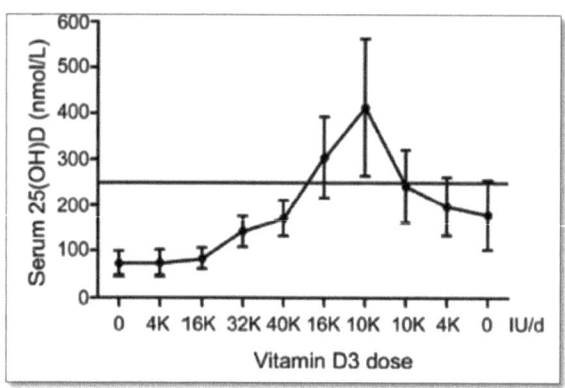

Figure 39 : Variations des taux sanguins en 25(OH)D dans la cohorte étudiée
(76)

Les taux sériques de calcium ainsi que le rapport calcium sur la créatinine n'ont jamais excédé la norme maximale tolérée.

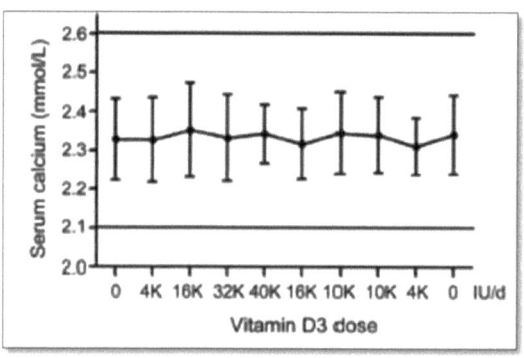

Figure 40 : Variations des taux sanguins en calcium dans la cohorte étudiée
(76)

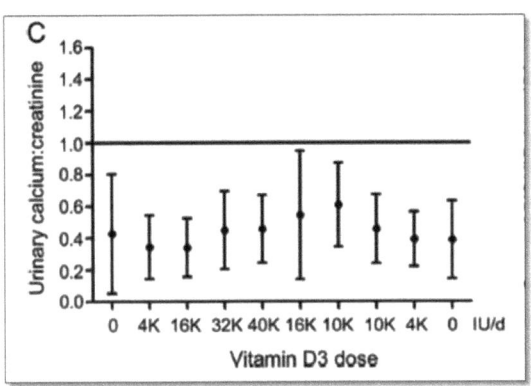

Figure 41 : Variations du ratio calcium/créatinine dans la cohorte étudiée (76)

Il en est de même pour la PTH (et son augmentation n'a pas influencé le dosage de la vitamine D).

Outcome	Treatment (n = 25)	Control (n = 24)	p Value (95% CI)
ARR year prior to trial (mean, 95% CI)	0.44 (0.77; 0.12 to 0.76)	0.54 (0.72; 0.24 to 0.84)	NS[b]
ARR during trial year (mean, 95% CI)	0.26 (0.62; −0.06 to 0.53)	0.45 (0.59; 0.19 to 0.72)	0.09
Change in ARR from year prior to year on trial (just % change)	−41%	—	0.17 (±0.18)[b]
	—	−17%	0.43 (±0.36)[b]
Proportion with relapses	0.16	0.37	0.09[c]
End of trial EDSS (mean, 95% CI)	1.15 (1.39; 0.55 to 1.75)	1.45 (1.78; 0.66 to 2.24)	NS[b]
Change in EDSS over trial (just % change)	−0.23	+0.30	NS[b]
Proportion completing trial with increased EDSS	0.08	0.375	0.019[c]

Abbreviations: ARR = annualized relapse rate; CI = confidence interval; EDSS = Expanded Disability Status Scale.
[a] Intention to treat used for all analyses with the exception of McNemar testing, which requires only those within a matched pair be included. p Values ≥0.50 are not significant. Values are (standard deviation; 95% confidence interval).

Figure 42: Résultats cliniques dans la cohorte étudiée (76)

On observe un taux annualisé de poussées, pendant l'essai, significativement plus faible dans le groupe de patients ayant reçu des doses croissantes de vitamine D. On remarque également que la proportion de patients ayant eu une augmentation de l'EDSS est significativement plus faible dans ce même groupe.

Une autre étude internationale est en cours (l'étude SOLAR) afin de comparer l'administration de vitamine D3 (Vigantol®), à des doses supérieures à celles recommandées, versus placebo chez des patients ayant une SEP rémittente et étant traités par IFN β1a (Rebif® 44µg).

C'est une étude de phase 2, multicentrique, randomisée, en double aveugle, réunissant 348 patients ayant une SEP rémittente pendant 96 semaines. Les patients traités par IFN β1a et vitamine D3 reçoivent une dose de 7000 UI/j de vitamine D3 pendant 4 semaines puis, si cette dose était bien supportée, continuent l'étude avec une dose de 14 000 UI/j. Les patients intolérants ne reçoivent plus de vitamine D.

Vont être étudiés le taux de poussées, le taux de lésions IRM et la progression de l'EDSS.

Les taux sanguins de calcium ainsi que le rapport urinaire du calcium sur la créatinine sont déterminés pour chaque patient avant l'étude, 4 et 12 semaines après le début de l'étude puis toutes les 12 semaines. Si ces taux sont supérieurs à la normale, les patients recevant 14 000 UI/j de vitamine D voient leur dose diminuer par deux.

Une deuxième étude est également en cours aux USA. Elle étudie la supplémentation en vitamine D3 à la dose de 5000 UI/j versus une supplémentation de 600 UI/j chez des patients recevant tous de la Copaxone®.

VI. <u>Effets indésirables de la vitamine D</u>

Un apport excessif de vitamine D entraîne une hypervitaminose se traduisant par :

- des signes généraux et digestifs : fatigue, vomissements, diarrhée, anorexie, céphalées

- des symptômes musculaires : faiblesse, douleurs, crampes

- une hypercalcémie pouvant provoquer une calcification progressive des organes comme le rein ou le cœur

- des signes rénaux : polyurie, polydipsie, protéinurie, calculs rénaux pouvant induire une insuffisance rénale

- des signes cardiovasculaires : hypertension

La toxicité de la vitamine D est traitée par la cessation de la supplémentation en vitamine D et en limitant l'apport en calcium. Si la toxicité est sévère, le taux de calcium sanguin peut être réduit avec des corticostéroïdes ou des bisphosphonates.

VII. Etude statistique

Objectif : étudier la prise de vitamine D chez les patients atteints de SEP en France et en Belgique.

Population étudiée : patients atteints de SEP en France et en Belgique.

Echantillon étudié : 67 patients en France et 67 patients en Belgique.

Pour que l'échantillon soit représentatif de la population, les patients ont été choisis aléatoirement sur des forums spécifiques à la SEP.

Période de l'étude : du 20 août au 17 octobre 2012.

Questionnaire : vitamine D et Sclérose en Plaques

Vous-êtes?
- une femme
- un homme

Pays d'habitation
- France
- Belgique

Ville d'habitation?

Quel âge avez-vous?

Quelle est la forme actuelle de votre pathologie?
- rémittente
- secondairement progressive
- primaire progressive

Prenez-vous de la vitamine D?
- Oui
- Non

Si oui quelle spécialité prenez-vous? à quelle posologie?

Prenez-vous de la vitamine D sur les conseils de votre neurologue?
- Oui
- Non

Prenez-vous un traitement de fond?
- Oui
- Non

- Premier caractère étudié dans cet échantillon : le sexe des patients.

Modalité :	FEMME	HOMME	Total
Effectif :	92	41	133
Fréquence :	0,69	0,31	1

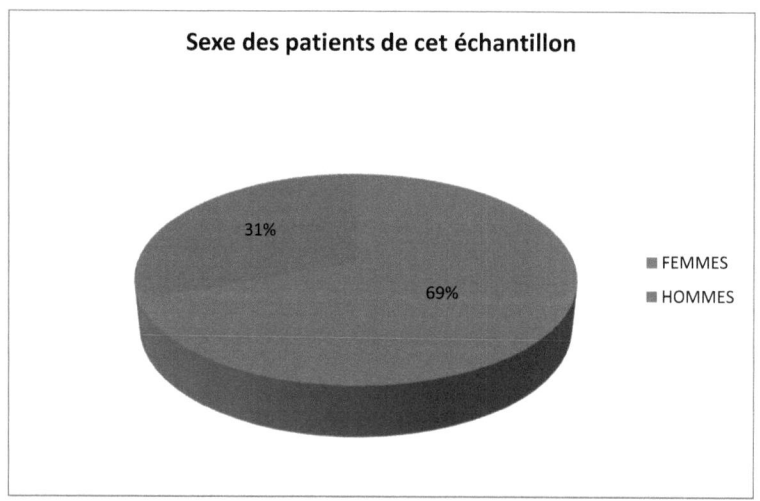

Sexe des patients de cet échantillon

On retrouve une majorité de femmes atteintes dans cet échantillon tout comme dans la population générale atteinte de SEP. (39)

- o Deuxième caractère étudié dans cet échantillon : la forme de SEP

Modalité :	Forme rémittente	Forme secondairement progressive	Forme primaire progressive	Forme inconnue	Total
Effectif :	69	31	24	10	134
Fréquence :	0,51	0,23	0,18	0,07	1

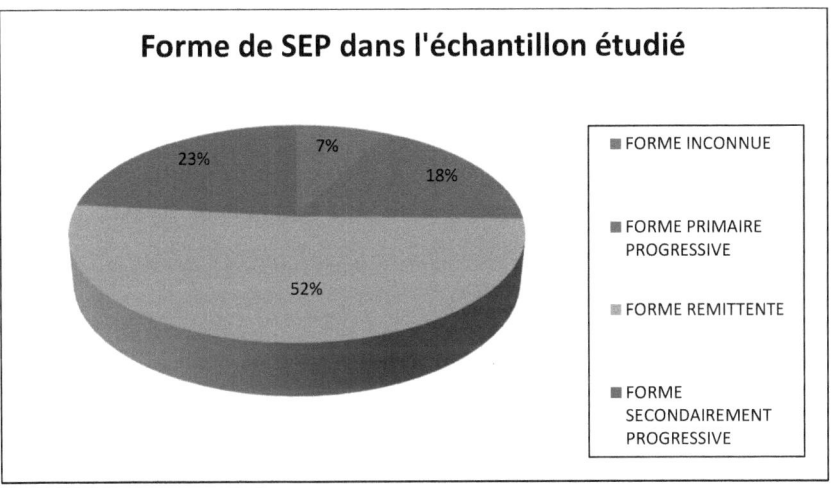

On retrouve une majorité de forme rémittente comme dans la population générale atteinte de SEP. (71)

- o 3ᵉᵐᵉ caractère étudié : l'éventuelle prise de vitamine D dans l'échantillon étudié

- *Dans la l'échantillon français :*

Modalité :	Prise de vitamine D	Pas de prise de vitamine D	Total
Effectif :	31	36	67
Fréquence :	0,46	0,54	1

- *Dans l'échantillon belge :*

Modalité :	Prise de vitamine D	Pas de prise de vitamine D	Total
Effectif :	38	29	67
Fréquence :	0,57	0,43	1

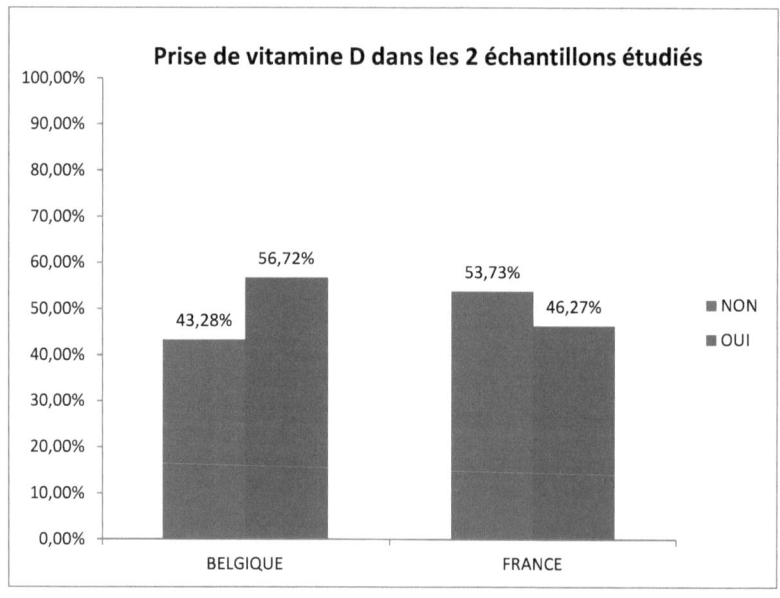

Dans cet échantillon, la prise de vitamine D est plus importante dans le sous-échantillon belge.

L'écart entre les deux sous-échantillons est-il significatif ?

Le test du khi² d'indépendance a pour but :
- de mesurer le lien entre 2 variables : ici, la nationalité de la population et la prise de vitamine D
- de déterminer le risque que l'on prend de généraliser à tort de l'échantillon à la population concernée.

Hypothèse H0 : les proportions de patients prenant de la vitamine D sont comparables

Hypothèse H1 : ces proportions sont différentes et on peut appliquer cette différence à la population atteinte de SEP en France et en Belgique.

Effectifs observés :

	Prise de vitamine D		
	NON	OUI	Total
Belgique	29	38	67
France	36	31	67
Total	65	69	134

Effectifs calculés :

	Prise de vitamine D		
	NON	OUI	Total
Belgique	32,50	34,50	67
France	32,50	34,50	67
Total	65	69	134

Effectif espéré : fe = (total de la ligne x total de la colonne)/la taille de l'échantillon

Pour faire un khi², la taille de l'échantillon doit être supérieure à 30 et les fréquences espérées doivent être supérieures ou égales à 5. Cela est le cas ici.

$$\chi^2 = \sum \left[\frac{(f_o - f_e)^2}{f_e} \right]$$

Nombre de degrès de liberté : ddl = (nb de lignes - 1) x (nb de colonnes - 1) = 1
Seuil de signification : 5%

P-value : =LOI.KHIDEUX(khi²;ddl) = 0,23

La P-value est supérieure à 0,05, on accepte l'hypothèse nulle (H0) : **la proportion de patients prenant de la vitamine D est comparable dans les deux échantillons.**

- 4ème caractère étudié : la prise de vitamine en fonction de la localisation géographique des patients appartenant à l'échantillon français

Modalité :	Dans la moitié sud de la France	Dans la moitié nord de la France	Total
Effectif :	11	19	30
Fréquence :	0,3667	0,6333	1

Sur les 31 patients français de cet échantillon prenant de la vitamine D, un patient a omis de répondre à la question.

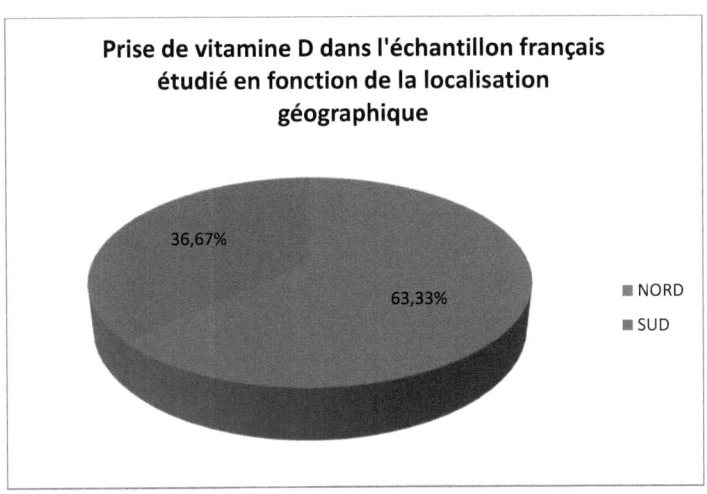

Dans l'échantillon français, la prise de vitamine D se fait majoritairement dans la moitié nord de la France car l'ensoleillement est moindre alors que, même si l'ensoleillement est plus grand dans la moitié sud de la France, une carence en vitamine D est tout de même présente chez les personnes y vivant. (64)

- 5ème caractère étudié : la prise de vitamine se fait-elle à la demande du neurologue ?

- *Dans l'échantillon belge :*

Modalité :	A la demande du neurologue	Non demandé par le neurologue	Total
Effectif :	18	19	37
Fréquence :	0,486486486	0,513513514	1

Sur les 38 patients belges prenant de la vitamine D dans cet échantillon, un patient a omis de répondre à la question.

- *Dans l'échantillon français :*

Modalité :	A la demande du neurologue	Non demandé par le neurologue	Total
Effectif :	13	18	31
Fréquence :	0,419354839	0,580645161	1

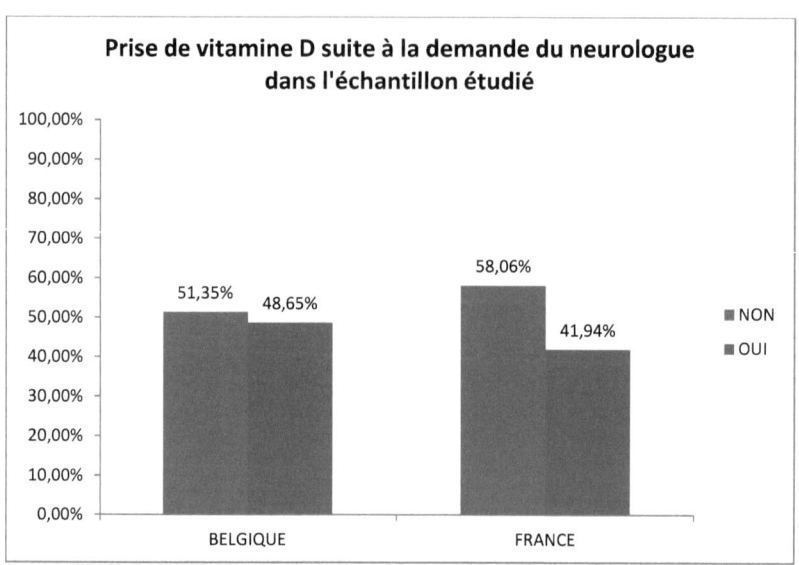

Dans cet échantillon, on constate majoritairement une non-inclusion de la vitamine D dans la stratégie thérapeutique de la SEP.

Dans cet échantillon, plus de neurologues belges semblent le conseiller mais cet écart n'est pas significatif (P-value = 0,58)

- 6ème caractère étudié : la prise de vitamine se fait-elle en association avec un traitement de fond ?

- *Dans l'échantillon belge prenant de la vitamine D :*

Modalité :	Prise d'un traitement de fond	Pas de traitement de fond	Total
Effectif :	29	9	38
Fréquence :	0,7632	0,2368	1

- *Dans l'échantillon français prenant de la vitamine D :*

Modalité :	Prise d'un traitement de fond	Pas de traitement de fond	Total
Effectif :	13	17	30
Fréquence :	0,4333	0,5667	1

Sur les 31 patients français de cet échantillon prenant de la vitamine D, un patient a omis de répondre à la question.

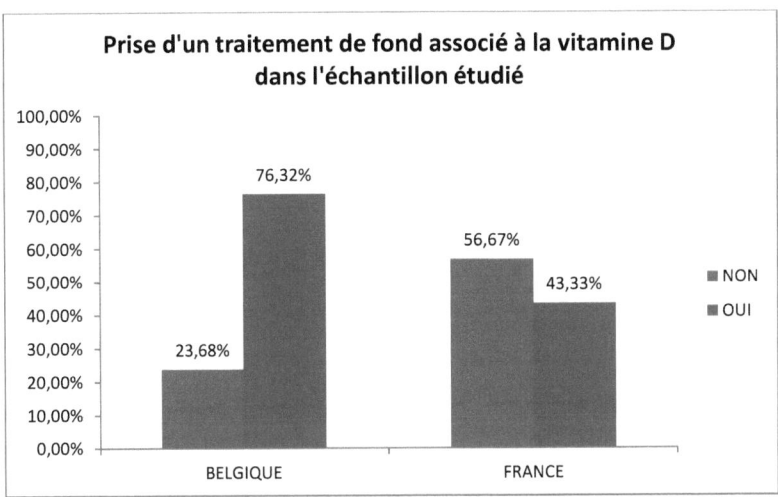

Dans cet échantillon de patients prenant de la vitamine D, les patients belges sont plus observants que les patients français.

La P-value est inférieure à 1% donc on peut généraliser les résultats de cet échantillon à la population générale : la population belge atteinte de SEP est plus observante que la population française atteinte de SEP.
La prise de vitamine D vient ainsi renforcer l'action d'un traitement immunomodulateur ou immunosuppresseur afin de mieux lutter contre la pathologie.

- 7ème caractère étudié : La prise de vitamine D en fonction de la forme de SEP.

- Effectif :

Forme de SEP : \ Modalités :	NON	OUI	Total
INCONNUE	2	8	10
PRIMAIRE PROGRESSIVE	15	9	24
REMITTENTE	36	33	69
SECONDAIREMENT PROGRESSIVE	12	19	31
Total	65	69	134

- Fréquence :

Forme de SEP : \ Modalités :	NON	OUI	Total
INCONNUE	0,2000	0,8000	1
PRIMAIRE PROGRESSIVE	0,6250	0,3750	1
REMITTENTE	0,5217	0,4783	1
SECONDAIREMENT PROGRESSIVE	0,3871	0,6129	1

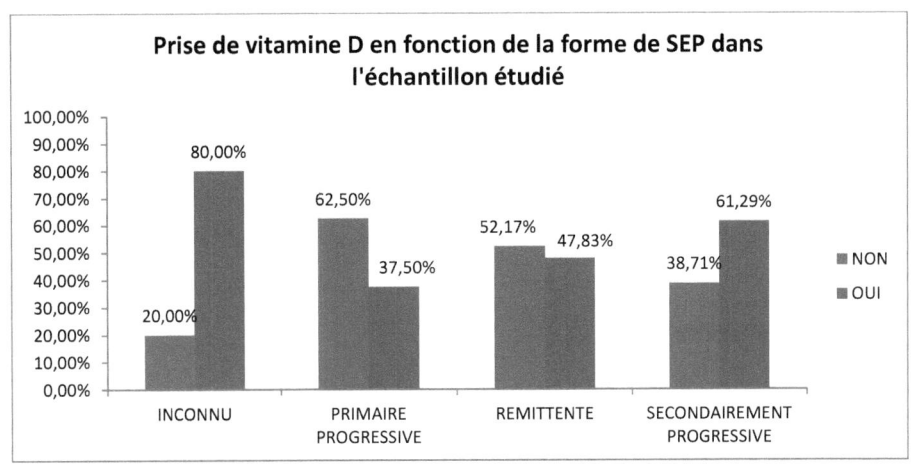

Le faible effectif de l'échantillon ne permet pas de comparer ici les sous-échantillons belges et français.

L'écart entre les différentes formes de SEP n'étant pas significatif (P-value = 0,20), on peut conclure que la forme de SEP n'influence pas la prise de vitamine D.

VIII. La vitamine D : différentes spécialités

Concernant les spécialités contenant de la vitamine D, plusieurs spécialités ont été citées :

1. Dans l'échantillon français :

o **Uvedose®**

Cette spécialité contient de la vitamine D3 dosée à 100 000 UI en ampoule. La posologie est individuelle mais la plus utilisée est une ampoule par mois en cure de 3 mois.

o **Zyma D®**

Cette spécialité contient de la vitamine D3 à plusieurs dosages :
- 10 000 UI/mL en solution buvable : la posologie est individuelle en gouttes par jour pouvant être prises pures ou diluées.

- 80 000 et 200 000 UI en ampoule : la posologie est la même que pour l'Uvedose®.

  o **Dédrogyl®**

Cette spécialité contient de la vitamine D3 hydroxylée : le calcifédiol en solution buvable.
La posologie est individuelle en gouttes par jour qui peuvent être prises pures ou diluées.

  o **Cacit Vitamine D3®**

Cette spécialité contient de la vitamine D3 et du calcium.
Elle est utilisée en cas de carence conjointe en vitamine D et en calcium ainsi que dans le traitement d'appoint de l'ostéoporose.
La posologie est de 1 sachet ou 2 comprimés par jour. La prise doit se faire en dehors des repas en raison d'interactions avec certains aliments.

2. **Dans l'échantillon belge :**

- **D-Cure®**

Cette spécialité contient de la vitamine D3 :
- en solution buvable dosée à 2400 UI/mL
- en ampoules dosées à 25 000 UI

La posologie est individuelle.

- **Stéovit D3®**

Cette spécialité contient de la vitamine D3 et du calcium donc elle a les mêmes indications que le Cacit®.
La posologie est de 1 à 3 comprimés par jour.

- **Vitamine D® de la gamme Metagenics**

Ce sont des comprimés de vitamine D3 dosés à 1000UI. La posologie est de 1 comprimé par jour.

Ces spécialités ne sont pas disponibles en France.

La prise d'huile de foie de morue a également été citée.

IX. Conclusion

Même s'il reste des incompréhensions sur les mécanismes d'action de la vitamine D sur notre système immunitaire, il est maintenant évident que celle-ci joue un rôle important dans l'activité de la SEP.
En effet, les différentes études mettent en évidence une diminution de la survenue de poussées quand la concentration sérique en vitamine D augmente. Le taux de réduction des poussées varie selon les études, mais cela est dû à la diversité de la population incluse dans ces études.

De plus, on constate une diminution des lésions IRM avec particulièrement une diminution des lésions rehaussées par le gadolinium c'est-à-dire une diminution des lésions inflammatoires actives.

On s'aperçoit également, dans certaines études, du léger ralentissement de l'évolution de l'EDSS. Il faudra certainement des études beaucoup plus longues pour observer un réel effet bénéfique sur la progression du handicap.

Le problème qui se pose aujourd'hui est : quelle dose donner à ces patients pour observer ces effets bénéfiques sur leur pathologie?

Plan de posologie possible :

- Donner une Uvedose® (qui est dosée à 100 000UI) tous les 15 jours pendant quelques mois. Cela permet un apport d'environ 6600 UI/j.
- Puis réduire la posologie à une Uvedose® par mois pour éviter de dépasser une concentration sérique « potentiellement toxique ».

L'étude SOLAR, utilisant des doses de 14 000 UI/j pendant 92 semaines, va permettre d'avoir un bon aperçu de la tolérance et de l'efficacité d'une supplémentation plus élevée en vitamine D.

En prévention primaire, une supplémentation régulière en vitamine D (à raison par exemple d'une Uvedose® par mois par exemple) pourrait être bénéfique dans la prévention de la SEP mais aussi dans la prévention d'autres pathologie auto-immunes.

Partie 3 :
Le rôle du pharmacien

Selon l'Organisation Mondiale de la Santé, l'éducation thérapeutique du patient vise à aider les patients à acquérir ou maintenir les compétences dont ils ont besoin pour gérer au mieux leur vie avec une maladie chronique.

L'éducation thérapeutique doit permettre au patient :
- De renforcer ses capacités et éventuellement celles aussi de son entourage, à prendre en charge l'affection qui le touche,
- d'être plus autonome et acteur vis-à-vis de sa maladie et de son traitement (initiation du traitement, modification du traitement, événements intercurrents,...) tout au long du projet de soins.

L'éducation thérapeutique s'adresse à tous les patients qui présentent une maladie chronique (enfant et parents, adolescent, adulte) quel que soit leur âge, le type, le stade et l'évolution de leur maladie.

La SEP est une maladie mal connue qui fait peur, avec l'image d'une évolution à long terme vers le fauteuil roulant et l'annulation de tous les rêves et projets de vie.

Il apparaît qu'un certain nombre de points clés doivent être systématiquement abordés avec les patients atteints de SEP :

- La préparation au premier traitement, aux auto-injections. Elle a un impact important sur l'observance et donc sur l'efficacité tu traitement à long terme,
- L'évolution de la maladie, variable selon les patients, et l'existence de moyens thérapeutiques, logistiques et autres pour aider chaque personne à se maintenir dans ses capacités fonctionnelles, mentales optimales,
- Le repérage et l'anticipation des symptômes pour lesquels il existe aujourd'hui différents types de prises en charge de plus en plus efficaces.
- Les questions administratives, les droits sociaux, les possibilités de poursuivre sa vie professionnelle...

Exemple de programme d'éducation thérapeutique : le programme MOTIV'SEP à la Pitié-Salpêtrière à Paris.

L'éducation thérapeutique du patient concerne l'ensemble des professionnels de santé impliqués dans la prise en charge des patients ayant une maladie chronique, dont les pharmaciens.

Les pharmaciens disposent de nombreux atouts pour intervenir dans l'éducation pour la santé et l'éducation thérapeutique du patient :

- Leur proximité géographique (23000 pharmacies sur l'ensemble du territoire)
- Leurs contacts fréquents avec le public : 4 millions de personnes franchissent chaque jour les portes des officines
- Leur connaissance globale du patient (contexte familial et socioprofessionnel, contact avec l'entourage, historique médicamenteux, …)
- Une relation de confiance instaurée avec le patient
- Leur formation à la fois scientifique et professionnelle

En dehors de ces programmes, des conseils peuvent être apportés à chaque fois que le patient vient à l'officine. Le pharmacien doit être capable de répondre à un certain nombre de questions du patient.

Exemples de questions pouvant être posées par les patients :

- **La SEP se termine-t-elle toujours dans un fauteuil roulant ? NON**

En effet, plus de 80% des patients après 30 ans d'évolution sont toujours ambulatoires et n'utilisent pas de fauteuil roulant. Bien que l'évolution de la maladie soit difficile à prédire, un certain nombre de facteurs sont associés à une évolution moins sévère comme un âge jeune au début de la maladie et une faible fréquence des poussées au cours des premières années de la maladie.

De plus, un grand nombre de personnes ayant une SEP vivent une vie presque normale avec quelques adaptations.

Le kinésithérapeute est un allié au quotidien : en faisant appel à des méthodes spécifiques, le kiné aide à mettre en œuvre des stratégies de compensation.

- **L'arrêt du travail est-il nécessaire ? NON**

Travailler le plus longtemps possible permet de conserver des relations sociales essentielles pour un bon équilibre psychologique. Des solutions existent pour pouvoir continuer à travailler :

- L'adaptation du rythme de travail : temps partiel thérapeutique (intervient à la suite d'un arrêt de travail, permet une reprise du travail progressive soit au poste habituel soit à un poste aménagé et peut durer un an maximum, le salaire est complété par la Secu) et mise en invalidité (peut s'avérer utile pour négocier un temps partiel, nécessite

un nouveau contrat de travail, le patient obtient une pension pouvant prendre en charge la partie non travaillée).
- L'aménagement du poste de travail
- Une reconversion professionnelle

- **Les poussées sont-elles saisonnières ? OUI**

Certains patients reconnaissent un caractère saisonnier à leurs poussées. Les études réalisées à ce sujet observent une prédominance des poussées durant l'hiver et l'été. C'est un effet qui pourrait provenir de la fréquence plus élevée d'infections saisonnières durant ces périodes, dont on sait qu'elles augmentent le risque de déclenchement des poussées.

- **Les douleurs sont-elles souvent associées à la SEP ? OUI**

Comme pour la fatigue, la douleur est un symptôme fréquent dans la SEP. Ces douleurs peuvent prendre différentes formes : contractures, sensation de brulure... Il est important d'en parler pour lutter contre ces symptômes douloureux à l'aide de traitements médicamenteux et de rééducation.

- **Les anesthésies sont-elles contre-indiquées ? NON**

Une anesthésie locale ou générale, comme une intervention chirurgicale ne présente pas de risque particulier pour le patient atteint de SEP.

- **Les vaccins sont-ils dangereux ? NON**

Il est tout à fait possible de vacciner une personne atteinte de SEP. Des études récentes ont montrés qu'il n'y avait pas de recrudescence des poussées après un vaccin.

Cependant, par prudence, et comme pour toutes les maladies où un dérèglement de l'immunité est mis en cause, on ne vaccine pas en période d'instabilité de la maladie.

Et, attention, les traitements immuno-suppresseurs contre-indiquent les vaccins vivants atténués ou peuvent diminuer leur efficacité.

- **La grossesse est-elle possible ? OUI**

La SEP n'a pas de conséquence sur la fertilité et sur le bon déroulement de la grossesse. Il n'y a de risque ni pour la mère ni pour celle du bébé à naitre.

Il est tout de même nécessaire d'en parler à son neurologue pour stopper le traitement de fond.

Il existe une réduction du nombre de poussées pendant la grossesse. En revanche, après l'accouchement, il peut y avoir une recrudescence des poussées. Des bolus sont ainsi mis en place 1 fois par mois pendant 6 mois pour les prévenir.

L'allaitement est possible mais nécessite un arrêt du traitement de fond.

- **Le sport est-il possible ? OUI**

Trop de personnes ayant une SEP arrêtent le sport très tôt, parfois même dès le diagnostic, de crainte de ne pas y arriver ou que la maladie s'aggrave. Or, les activités physiques sont recommandées car, en plus de la distraction qu'elles offrent, elles ont de nombreux bienfaits pour notre organisme : bien-être physique et moral mais aussi amélioration des fonctions musculaires et respiratoires, diminution de la fatigue et des crampes musculaires.

L'activité physique doit être adaptée aux capacités physiques, il ne faut pas faire d'efforts démesurés. Le vélo, la natation, la marche à pied pendant 30 minutes par jour sont recommandés.

- **Le stress déclenche-t-il une poussée ? POSSIBLE**

L'état actuel des connaissances ne permet pas de trancher formellement mais le risque de survenue d'une poussée suite à un stress est probablement faible.

- **Les infections peuvent entrainer une poussée ? OUI**

Cela est vrai quel que soit le type d'infection. Attention, si l'infection provoque de la fièvre, cela provoque le syndrome d'Uhthoff et donc faire croire à une poussée.

- **Eviter de boire-t-il stoppera mes problèmes urinaires ? NON**

S'hydrater est essentiel : il faut boire 1,5 litre par jour (eau, jus de fruit…) mais éviter les boissons diurétiques comme le café, le thé, l'alcool.

- **Les voyages sont-ils possibles ? OUI**

Cependant quelques conseils sont nécessaires :

- Attention aux pays chauds.

La chaleur, l'exposition prolongée au soleil peuvent provoquer le phénomène d'Uhthoff. Cela correspond à un blocage de l'influx nerveux au niveau des fibres démyélinisées. Cela entraine la réapparition transitoire de signes neurologiques déjà connus par le patient. Il ne s'agit pas d'une nouvelle poussée : les troubles cessent dès que la température de corps redevient normale.

Il faut se rafraichir régulièrement.

- Ne pas oublier d'emporter le traitement, avec un sac isotherme si il se conserve au froid. Pour l'avion, les médicaments injectables doivent être pris en bagage à mains (avec une attestation médicale) et mis au frais par des hôtesses.
- Avoir une assurance rapatriement, avoir les coordonnées d'un service de neurologie sur le lieu de vacances.

De plus, des réseaux de santé se sont constitués en France dans un certain nombre de zones géographiques. Ils regroupent des professionnels de santé spécialisés dans la SEP : médecins, pharmaciens, infirmiers, kinésithérapeutes, urologues, orthophonistes… ainsi que des acteurs du secteur médico-social (psychologues, assistantes sociales…) qui s'associent pour améliorer la prise en charge des patients. En relation constante, ils assurent la coordination et la continuité des soins. Chaque patient peut ainsi bénéficier d'une prise en charge adaptée à ses besoins.

Exemple : dans le nord le réseau est G-SEP.

CONCLUSION

Les différents domaines de recherche actuelle sur la SEP insistent sur l'importance d'aborder la SEP par des angles d'attaque différents.

On recherche :

- Une « tolérance zéro » vis-à-vis de la maladie c'est-à-dire supprimer complétement les poussées, stopper la progression du handicap, bloquer l'activité inflammatoire cérébrale.
- Une augmentation de la tolérance aux traitements, d'éviter l'apparition d'effets secondaires à long terme.

En plus des traitements immunomodulateurs et immunosuppresseurs actuellement disponibles ou arrivant sur le marché, il est intéressant d'inclure la vitamine D dans l'arsenal thérapeutique pour :

- D'une part, combler un déficit sérique présent dans la majorité de la population
- Et d'autre part, augmenter l'efficacité de ces traitements par l'action complexe de la vitamine D sur notre système immunitaire.

BIBLIOGRAPHIE

1. Site internet : http://www.med.univ-rennes1.fr/cerf/edicerf/NR/NR013.html, consulté le 05/05/12

2. Freeman L. et al., Imagerie du système nerveux central dans la sclérose en plaques, La Presse Medicale: 2010; 39; p 349-358

3. Site internet : EDMUS, www.edmus.org/fr/dl/scales/edmus_mcdonald.pdf, consulté le 05/05/12

4. Site internet : Haute Autorité de Santé, http://www.has-sante.fr, consulté le 06/07/12

5. Chris H. et al., Diagnostic criteria for multiple sclerosis: 2010 Revisions to the McDonald criteria, Annals of Neurology: fevrier 2011; 69; p 292-302

6. Site internet : http://www.edmus.org/fr/dl/scales/edmus_mcdonald.pdf, consulté le 10/07/12

7. Site internet : Sindefi, http://www.sindefi.org/wp-content/uploads/2012/05/Crit%C3%A8res-de-Mc-Donald-r%C3%A9vis%C3%A9s-2010.pdf, consulté le 10/07/12

8. Tintore M. et al., Isolating Demyelinating Syndromes : comparison of different MR imaging criteria to predict conversion to clinically definite multiple sclerosis, American journal of neuroradiology: avril 2000; 21; p 702-706

9. Kappos L, et al., Effect of early versus delayed interferon beta-1b treatment on disability after a first clinical event suggestive of multiple sclerosis: a 3-year follow-up analysis of the BENEFIT study, The Lancet: août 2007; 370 (9585); p 389-397

10. Kappos L. et al., Long-term effect of early treatment with interferon beta-1b after a first clinical event suggestive of multiple sclerosis: 5-year active treatment extension of the phase 3 BENEFIT trial, The Lancet Neurology: novembre 2009; 8 (11); p 987-997

11. Le Page E. et al., Mitoxantrone as induction treatment in aggressive relapsing remitting multiple sclerosis: treatment response factors in a 5 year follow-up observational study of 100 consecutive patients, The Journal of Neurology Neurosurgery and Psychiatry: 2008; 79; p 52-56

12. Ucceli M. et al., Traitements pharmacologiques et SEP, Multiple Sclerosis in focus: 2011; 18

13. Heinzlef O., Monteil-Roch I., Traitement médicamenteux de la spasticité dans la sclérose en plaques, Revue Neurologique: 2012; 168; p 62-68

14. Bensmail D., Vermersch P., Epidémiologie et évaluation clinique de la spasticité dans la sclérose en plaques, Revue Neurologique : 2012 ; 168 ; p 45-50

15. Brassat D., Physiopathologie de la sclérose en plaques, La Presse Médicale: mars 2010; 39 (3); p 341-348

16. Antico A. et al., Can supplementation with vitamin D reduce the risk or modify the course of autoimmune diseases? A systematic review of the literature: Autoimmunity Reviews: juillet 2012

17. Peelen E. et al., Effects of vitamin D on the peripheral adaptive immune system: A review, Autoimmunity Reviews: octobre 2011; 10 (12); p 733-743

18. Vieth R., et al., The urgent need to recommend an intake of vitamin D that is effective, The American Journal of Clinical Nutrition: 2007; 85; p 649-650

19. Ellen M., Vitamin D: Evidence for its role as a prognostic factor in multiple sclerosis, Journal of the Neurological Sciences: décembre 2011; 311 (1-2); p 19-22

20. Simpson S., et al., Higher 25-hydroxyvitamin D is associated with lower relapse risk in multiple sclerosis, Annals of Neurology: avril 2010; 68 (2); p 193-203

21. Soilu-Hänninen M., A randomised, double blind, placebo controlled trial with vitamin D3 as an add on treatment to interferon beta-1b in patients with multiple sclerosis, The Journal of NeuroloIy, Neurosurgery and Psychiatry: 2012; 83; p 565-571

22. Laplaud D. et al., Recommendations for the management of multiple sclerosis relapses, Revue Neurologique: mai 2012; 168 (5); p 425-433

23. Ouallet J-C., Brochet B., Aspects cliniques, physiopathologiques, et thérapeutiques de la sclérose en plaques: octobre 2004; 1 (4); p 415-454

24. Vermersch P. et al., Interferons et maladies neurologiques, La Revue de Medecine Interne: novembre 2012; 23 (4); p 475-480

25. Ouallet J-C., traitements de fond de la sclérose en plaques : enseignements des études randomisées comparatives, Revue Neurologique: janvier 2010; 166 (1); p 21-31

26. Pillon F., Prise en charge de la sclérose en plaques, Actualités pharmaceutiques: novembre 2009; 48(490); p 34-36

27. Site internet : Réseau G-SEP, http://www.gsep.fr/sclerose.html, consulté le 17/07/12

28. Brochet B. et al, Mise au point sur l'utilisation de la spécialité Tysabri dans le traitement de la sclérose en plaques, Médecine et maladies infectieuses: janvier 2009; 39; p 4-13

29. Vermersch P., Zephir H., Immunosuppression par anticoprs monoclonaux dans la sclérose en plaques, Revue Neurologique: juin 2007; 163 (6-7); p 682-687

30. Coles A-J. et al., Alemtuzumab more effective than interferon β-1a at 5-year follow-up of CAMMS223 clinical trial, Neurology: avril 2012; 78 (14); p 1069-1078

31. Brochet B. Ruet A., les traitements de fond de seconde intention dans la sclérose en plaques rémittente-récurrente, Pratique Neurologique – FMC: avril 2012; 3 (2); p 91-99

32. Ingwersen J. et al., Fingolimod in multiple sclerosis : mechanisms of actions and clinical efficacy: janvier 2012; 142 (1); p 15-24

33. Miron V. et al., Central nervous system-directed effects of FTY720, Journal of the Neurogical Sciences: novembre 2008; 274 (1-2); p 13-17

34. Kappos L. et al., A placebo-controlled trial of oral Fingolimod in relapsing multiple sclerosis, The New England Journal of Medicine: février 2010; 362 (5); p 389-401

35. Cohen J. et al., Oral Fingolimod or intramuscular Interferon for relapsing multiple sclerosis, The New England Journal of Medicine: février 2010; 362 (5); p 402-415

36. Khatri B. et al., Comparison of fingolimod with interferon beta-1a in relapsing-remitting multiple sclerosis: a randomised extension of the TRANSFORMS study, The Lancet Neurology: juin 2011; 10 (6); p 520-529

37. Fromont A. et al., épidémiologie de la sclérose en plaques : la particularité française, Revue Neurologique: août-septembre 2009; 165 (8-9); p 671-675

38. Brassat D., Physiopathologie de la sclérose en plaques, La Presse Médicale: mars 2010; 39 (3); p 341-348

39. Site internet : http://afsep.fr/book/export/html/15 , consulté le 19/08/12

40. Marteau R. et al., Le courrier de la sclérose en plaques: avril 2009; 119

41. Laville P., Place de l'homéopathie dans la prise en charge de la sclérose en plaques : à propos de quatre observations, La Revue d'Homéopathie: mars 2012; 3 (1); p15-19

42. Novotna A. et al., A randomized, double-blind, placebo-controlled, parallel-group, enriched-design study of nabiximols, as add-on therapy, in subjects with refractory spasticity caused by multiple sclerosis, European Journal of Neurology: 2011; 18; p 1122-1131

43. Site internet : Multiple Sclerosis Resource Centre, http://www.msrc.co.uk/index.cfm/fuseaction/show/pageid/1334, consulté le 29/08/12

44. Handunnetthi L. et al., Regulation of MHC class II gene expression, genetic variation and disease, Genes and Immunity: Mars 2010; 11 (2); p 99-112

45. De Jaeger C., Cherin P., vitamines D : effets sur la santé. Recommandations de bon usage, Médecine et Longévité: décembre 2010; 2 (4); p 182-199

46. Ascherio A., Munger K., Epidemiology of Multiple Sclerosis : environmental factors, Blue Books of Neurology: 2010; 35; p 57-82

47. Cabre P., Migration and multiple sclerosis : The French West Indies experience, Journal of the Neurogical Sciences: novembre 2007; 262 (1-2); p 117-121

48. Site internet : Medical News Today, http://www.medicalnewstoday.com/articles/246486.php, consulté le 05/09/12

49. Mowry E. et al., Vitamin D statut sis associated with relapse rate in pediatric-onset multiple sclerosis, Annals of Neurology: janvier 2010; 67 (5); p 618-624

50. Runia T-F. et al., Lower serum vitamin D levels are associated with a higher relapse risk in multiple sclerosis, Neurology: juillet 2012; 79 (3); p 261-266

51. Mehan TF, Deluca HF. The vitamin D receptor is essential for 1 alpha,25-dihydroxyvitamin D(3) to suppress experimental autoimmune encephalomyelitis in mice, Arch Biochem Biophys 2002; 408: p 200-204

52. Site internet : Fondation Charcot, http://www.fondation-charcot.org/ressource/static/files/charcot-29-fr.pdf, consulté le 05/09/12

53. Handunnetthi L. et al., Multiple sclerosis, vitamin D, and HLA-DRB1*15, Neurology: juin 2010; 74 (23); p 1905-1910

54. Kurtzke J-F., Rating neurological impairment in multiple sclerosis: an expanded disability status scale, Neurology: 1983; 33; p 1444-1452

55. Site internet: Agence Nationale de Sécurité du Médicament et des produits de santé, http://ansm.sante.fr/, consulté le 29/09/12

56. Site internet : le forum d'entraide sur la sclérose en plaques, http://la-sclerose-en-plaques.com/, consulté le 20/08/12

57. Site internet : Association ForSEPs, http://www.forseps.org/, consulté le 20/08/12

58. Site internet : forum sur la sclérose en plaques, http://www.arsep.org/forum/, consulté le 20/08/12

59. Site internet : Collection des mémoires et thèses électroniques de l'Université Laval, http://archimede.bibl.ulaval.ca/archimede/fichiers/25026/ch02.html, consulté le 30/09/12

60. Site internet : Ligue Belge de la sclérose en plaques, http://ligue.ms-sep.be/, consulté le 20/08/12

61. Site internet : ECTRIMS, http://radiotherapie.edimark.fr/ejournaux/ectrims2010/14oct/breves.php, consulté le 01/10/12

62. Coles, Alemtuzumab more effective than interferon beta-1a at 5-year follow-up of CAMMS223 Clinical Trial, Neurology: Avril 2012; 78 (14); p 1069-1078

63. Site internet : http://archimede.bibl.ulaval.ca/archimede/fichiers/21784/ch04.html, consulté le 03/10/12

64. Site internet : Journées de Neurologie de Langue Française, http://archimede.bibl.ulaval.ca/archimede/fichiers/21784/ch04.html, consulté le 03/10/12

65. Diana A. et al., Seasonal, gestational and postnatal influences on multiple sclerosis: The beneficial role of a vitamin D supplementation during early life, Journal of the Neurogical Sciences: 2011; 311; p 64-68

66. Kjell-Morten Myhr, Vitamin D treatment in multiple sclerosis, Journal of the Neurogical Sciences: 2009; 286; p 104-108

67. Correale J. et al., Vitamin D-mediated immune regulation in Multiple Sclerosis, Journal of the Neurological Sciences: 2011; 311; p 23-31

68. Mowry E. et al., Vitamin D Status Predicts New Brain Magnetic Resonance Imaging Activity in Multiple Sclerosis, Annals of Neurology: août 2012; 72 (2); p 234-240

69. Site internet : Société canadienne de la sclérose en plaques, http://mssociety.ca/fr/recherche/medmmo-vitaminD-jan04-fr.htm, consulté le 06/10/12

70. Site internet : Société canadienne du cancer, http://www.cancer.ca/canada-wide/about%20us/media%20centre/cw-media%20releases/cw-2006/media%20backgrounder%20conference%20on%20vitamin%20d%20%20uv%20and%20health.aspx?sc_lang=fr-CA, consulté le 06/10/12

71. Site internet : le réseau MIPSEP, http://www.mipsep.org/mv/sep_symptomes.php, consulté le 02/10/12

72. Site internet : InVS, http://www.invs.sante.fr/pmb/invs/%28id%29/PMB_10632, consulté le 15/10/12

73. Mowry E et al., Vitamin D Status Is Associated with Relapse Rate in Pediatric-Onset Multiple Sclerosis, Annals of Neurology: janvier 2010; 67(5); p 618-624

74. Site internet : Edimark Santé, http://www.edimark.fr/phototheque/galerie_detail.php?id_galerie=970, consulté le 30/10/12

75. Stewart N. et al., Interferon-β and serum 25-hydroxyvitamin D interact to modulate relapse risk in MS, Neurology; juillet 2012; 79(3); p 254-260

76. Burton J.M. et al., a phase I/II dose-escalation trial of vitamin D3 and calcium in multiple sclerosis, Neurology; juin 2010; 74 (23); p 1852-1859

77. Tessel F. et al., Lower serum vitamin D levels are associated with a higher relapse risk in multiple sclerosis, Neurology; juin 2012; 79 (3); p 261-266

78. Site internet : Council for Responsible Nutrition, http://www.crnusa.org/prpdfs/CRNPR10-VitDBenefit-RiskAnalysis101410.pdf, consulté le 01/11/12

79. Site internet : Pharcorama, http://www.pharmacorama.com/Rubriques/Output/Calcemie4.php, consulté le 08/11/12

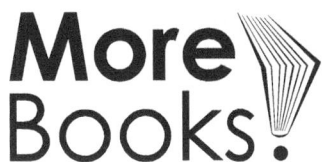

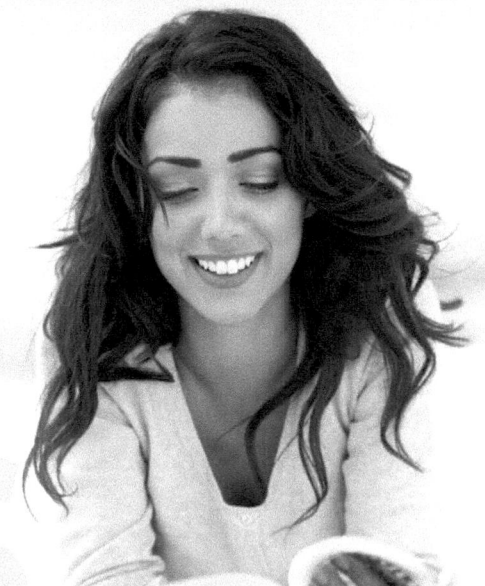

Oui, je veux morebooks!

i want morebooks!

Buy your books fast and straightforward online - at one of world's fastest growing online book stores! Environmentally sound due to Print-on-Demand technologies.

Buy your books online at

www.get-morebooks.com

Achetez vos livres en ligne, vite et bien, sur l'une des librairies en ligne les plus performantes au monde!
En protégeant nos ressources et notre environnement grâce à l'impression à la demande.

La librairie en ligne pour acheter plus vite

www.morebooks.fr

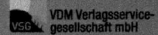 VDM Verlagsservicegesellschaft mbH
Heinrich-Böcking-Str. 6-8   Telefon: +49 681 3720 174   info@vdm-vsg.de
D - 66121 Saarbrücken   Telefax: +49 681 3720 1749   www.vdm-vsg.de

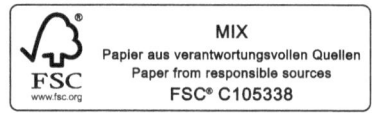

Printed by Books on Demand GmbH, Norderstedt / Germany